HEYNE ‹

W0063846

KLAUS OBERBEIL ist Medizinjournalist und Fachautor für Gesundheits- und Ernährungsthemen. Seine Bücher *Obst und Gemüse als Medizin* und *Die Milchfalle* gehören mittlerweile zur Standardliteratur. Als Spezialist für Molekularbiologie und gesunde Ernährung betreibt er zudem ein erfolgreiches Onlineportal und ist häufig gefragter Gast in Funk und Fernsehen. Er lebt mit seiner Familie im Chiemgau.

www.gesundefamilie.de

KLAUS OBERBEIL

Kurkuma

Die heilende Kraft
der Zauberknolle

WILHELM HEYNE VERLAG
MÜNCHEN

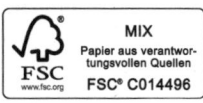

Verlagsgruppe Random House FSC® N001967
Das für dieses Buch verwendete
FSC®-zertifizierte Papier *Holmen Book Cream*
liefert Holmen Paper, Hallstavik, Schweden.

5. Auflage
Originalausgabe 06/2012

© 2012 by Wilhelm Heyne Verlag, München,
in der Verlagsgruppe Random House GmbH
Redaktion: Silke Uhlemann
Umschlaggestaltung: Nele Schütz Design, München
Satz: C. Schaber Datentechnik, Wels
Druck und Bindung: GGP Media GmbH, Pößneck
Printed in Germany 2015

ISBN: 978-3-453-65020-6

www.heyne.de

Inhalt

Kurkuma: Kleine Knolle – große Wirkung

Seit etwa 5000 Jahren ist die Kurkuma als Heilmittel in alten Schriften dokumentiert. Mit der Entwicklung der vedischen Schriften Indiens und der Entstehung der Ayurveda-Gesundheitslehre manifestierte sich die Kurkuma zur vielleicht bedeutendsten Heilpflanze in Südostasien. Erst spät, eigentlich erst seit Beginn des neuen Jahrtausends, ist das erstaunliche Kraut aus der Familie der Ingwergewächse auch bei uns als wirksame pflanzliche Alternative zu chemisch-synthetischen Arzneimitteln anerkannt.

Tatsächlich ist die Kurkuma ein echtes Kraftpaket. Alle ihre Wirkstoffe sind längst nicht analysiert, doch Experten schätzen, dass es Zehntausende sind: Vitamine, Mineralien, Spurenelemente, Eiweiß, verschiedene Kohlenhydrate und Fettsäuren, Hormone, Enzyme, sekundäre Pflanzenstoffe, Gerb- und

Bitterstoffe und ätherische Öle. Dabei lässt sich die Pflanze noch vielseitig anwenden, innerlich und äußerlich, für die hauseigene Balneotherapie im Wannenbad, für Inhalationen, Rheumapackungen, zur Wundbehandlung oder vorbeugend gegen Erkältungen, Infektionen, Entzündungen und andere Befindlichkeitsstörungen, Beschwerden und Krankheiten. Ein Allzweckmittel also fürs Küchenregal und die Hausapotheke, das in keinem Haushalt fehlen sollte.

Wir Menschen haben es uns angewöhnt, zwischen Nahrung und Heilmittel zu unterscheiden. Für die Natur sind jedoch seit Urzeiten Ernährung und gesund erhaltende pflanzliche Inhaltsstoffe ein und dasselbe. Spinat, Naturreis, Bananen oder Topinamburen machen uns satt und spenden gleichzeitig vorbeugende und heilende Kräfte. Um uns fit zu halten, gehen wir in den Supermarkt und legen Gemüse, Obst, Kartoffeln oder Fleisch in den Einkaufswagen. Anschließend überqueren wir die Straße oder gehen ein paar Häuser weiter zur Apotheke, um ein Rezept einzulösen oder ein Vitaminpräparat zu kaufen – unserer Gesundheit zuliebe. Essen und Heilen sind für uns zwei unterschiedliche, völlig voneinander getrennte Vorgänge.

Unsere Vorfahren konnten auf keine Apotheke mit 86 000 registrierten Medikamenten zurückgreifen. Es gab auch noch keine Regalreihen in Supermärkten und Drogerien, in denen Hunderte hübsch verpackter, frei verkäuflicher Arzneimittel angepriesen wurden, von Kombipackungen aus Vitaminen und Spurenelementen bis hin zu Proteinmischungen oder aufwendig zusammengesetzter Nahrungsergänzung. Alles attraktiv verpackt und mit Beipackzetteln versehen. Trotzdem waren früher bestimmte Krankheiten nahezu unbekannt, beispielsweise Diabetes, Herzinfarkt, Fettleibigkeit, Depressionen oder Krebs.

Auch für Tiere waren und sind Pflanzen seit jeher Hauptnahrungsmittel, deren Inhaltsstoffe gleichzeitig dafür sorgen, dass sie nicht krank werden. Freilich produzieren Pflanzen vorbeugende und heilende Wirkstoffe nicht zu dem Zweck, Tiere – oder auch uns Menschen – gesund zu erhalten. Dazu sind Kräuter, Gräser, Bäume, Blumen oder jegliches Unkraut viel zu egoistisch. Pflanzen haben ihr eigenes Selbsterhaltungsprinzip, sie synthetisieren Moleküle, um ihren Stoffwechsel zu kräftigen und ihre Immunabwehr zu stärken. Vor allem geht es ihnen darum, krankheitserregende Mikroorganismen und Fressfeinde abzuwehren.

Je nach Standort, Klima, Bodenbeschaffenheit, Sonneneinstrahlung oder Wasserreichtum synthetisieren

Pflanzen in ihrer Gesamtheit mehr als 70 000 Vitamine, Hormone, Enzyme oder sogenannte sekundäre Pflanzenstoffe wie Aldehyde, Terpene, Alkaloide oder Tannine, nicht nur als Einzelwirkstoffe, sondern fast stets als geballte Ladung an Power-Molekülen. Manche dieser Stoffe sind so ätzend scharf oder giftig, dass Würmer, Raupen, Insekten, Maulwürfe oder Vögel einen großen Bogen um sie herum machen. Oft wirken schon die ausgedünsteten Pheromone in hohem Maße abschreckend oder gar tödlich.

In Regionen mit mildem Klima synthetisieren Pflanzen oft weniger stark wirkende Wirksubstanzen. Anders etwa unter schwierigen Wetterbedingungen, wie etwa im Bergland oder in der Tundra, wo Buchweizen bei oft extremem Frost oder Trockenheit gedeiht und seine sensiblen Gefäße und Zellen entsprechend mit Schutzstoffen panzern muss. Ähnliches gilt für Pflanzen in subtropischen Gegenden. Ganz besonders wehren muss sich so ein Kraut in sumpfigem Boden unter sengender Sonne. Wie etwa im Halbdschungel oder im hitzebelasteten Feuchtland Südostasiens.

Hier liegt die genetische Heimat der Kurkuma aus der Familie der Ingwergewächse. Bedrängt und attackiert von Hunderten oder gar Tausenden natürlichen Feinden, behauptet sie sich mit einer unvorstellbaren

Wirkkraft von Abwehrstoffen. Die herrlich leuchtenden Blüten und deren Duftstoffe locken von weither
Vögel und Insekten an, die üppigen Wurzelrhizome
müssen sich unter der Erde gegen Pilze, Viren, Bakterien und andere Parasiten, gegen Wühlmäuse, Würmer und andere Fressfeinde wehren und behaupten.
Deshalb zählt die Kurkuma zu den potentesten natürlichen Arzneimitteln, die es überhaupt gibt. Ihre Wirk-
kräfte beugen nicht nur vor und wirken lindernd und
heilend, sondern sie machen dieses einzigartige Ingwer-
kraut auch zu einem der köstlichsten Aromagewürze
in unserer Küche.

Kurkuma – eines der ältesten Heilmittel

Die ersten Lebewesen, die diese fleischige, üppig mit Nähr- und Wirkstoffen gefüllte Knolle entdeckten, waren – nach neusten Erkenntnissen – Tiere im feucht-warmen Subkontinent des heutigen Indien. Wenn sich Axishirsche, Wasserbüffel, Wildschweine, Makaken oder auch kleine Raubtiere wie Mungos oder Füchse verletzten, sich infizierten oder an Entzündungen litten, suchten sie instinktiv den Duft ätherischer Öle, der von den Kurkuma-Pflanzen verströmt wurde. Sie gruben die knolligen Rhizome aus dem feuchten Erdreich, um an ihnen zu knabbern oder sie zu fressen. Schon vor rund 8000 Jahren beobachteten die Ureinwohner Südasiens oder der Halbinsel Kathiawar, der Sumpfgebiete von Kachchh und der Khasi-Gebirgsregion, wie verwundete Tiere diese natürlichen Arzneimittel aufspürten, um sich zu heilen.

Sie setzten dann Kurkuma bei der Behandlung kranker Menschen ein – offenbar mit Erfolg.

Natur statt Pillen. Alles, was an Nahrungsmitteln wächst und gedeiht, wirkt gleichzeitig sättigend und gesund erhaltend. Die Kombination aus Kohlenhydraten, Eiweiß, Vitaminen oder Spurenelementen, zum Beispiel in Früchten, Gemüse oder Vollkornprodukten, liefert gleichzeitig den nötigen Kalorienbedarf sowie alle Rohstoffe für ein gesundes Immunsystem und die Selbstheilungskräfte im Körper. Spezielle Kräuter allerdings synthetisieren eine solche Vielfalt von therapeutisch wirksamen Molekülen in so hohen Konzentrationen, dass sie selbst zu Medikamenten aus der Apotheke der Natur werden. Dazu zählen unter vielen anderen Thymian, Dill, Petersilie, Basilikum, Salbei, Liebstöckel oder ganz besonders auch Kurkuma. Während zahlreiche Kräuter und Heilpflanzen begrenzt einsetzbar sind, zum Beispiel vorbeugend gegen Erkältungen, als unterstützendes Mittel gegen Verdauungsbeschwerden oder für die Wundheilung, ist die Kurkuma-Knolle ein Universalmittel für die Behandlung nahezu aller Familienkrankheiten. Darüber hinaus hilft die Pflanze bei Nervenschwäche, mentalen Problemen und ganz besonders als natürliches Schönheitsmittel. Kurkuma stabilisiert den

Kreislauf und hilft bei der Fettverbrennung und dem Aufbau von Muskeln und gesunden Gelenken.

Kleine Knolle – große Wirkung

- Die robuste, krautartige Pflanze wächst kraftvoll aus einem knollenartigen, fleischigen Wurzel-Rhizom, das sich im Erdboden wuchernd ausbreitet. Sie ist unter verschiedenen Namen und Bezeichnungen bekannt, zum Beispiel als Gelber Ingwer, Gelbwurz oder Gelbwurzel oder auch Indischer Safran. In englischsprachigen Ländern ist sie als Turmeric oder auch als Curcumin populär. Die lateinische Bezeichnung lautet *Curcuma longa*.

- Die Kurkuma ist ein Ingwergewächs, das bis zu einem Meter hoch wachsen kann und dabei hübsche, glatte, lange, spitz zulaufende Blätter entwickelt. Die bis zu 20 Zentimeter langen Blütenstände sind eine wahre Augenweide, mit ihren herrlichen weißen oder auch rötlich-pinkfarbenen Blüten.

- Der ganze Reichtum der Kurkuma steckt jedoch in ihren aromatisch duftenden Wurzeln, deren ätherische Öle bereits über die sensiblen Schleimhäute von Mund-, Rachen- und Nasenraum desinfizieren und Krankheitserreger abtöten. Die Wurzel-Rhizome bilden an ihrem Ende kräftige Knollen. Sie sind gelbfleischig, enthalten bis zu fünf Prozent ätherische Öle mit rund 1200 molekularen Bestandteilen sowie bis zu fünf Prozent Curcumin, das zu den wirksamsten natürlichen Heilmitteln zählt.

- Die Kurkuma ist jedoch nicht nur Medizin, sondern auch Gewürz und Farbstoff, zum Beispiel als Bestandteil von Curry. In Indien und auch in anderen asiatischen Ländern wird die Kurkuma in kleinen Bissen vorbeugend gegen Infektionskrankheiten und andere Beschwerden verzehrt. Sie schmeckt dann allerdings wegen der hohen Bestandteile von Alkaloiden, Bitterstoffen sowie Säuresubstanzen brennend bis sogar ätzend scharf, was allerdings vor rund 5000 Jahren die ayurvedischen Ärzte nicht davon abhielt, sie Kranken als bewährtes Heilmittel aufzuzwingen – nach dem erprobten Therapieprinzip: Was scharf schmeckt, ist auch gesund und heilt.

- In Indien gilt Kurkuma als heilige Pflanze, in der Ayurveda-Medizin ist sie eines der heißen Gewürze mit reinigender Funktion für praktisch alle Körperbereiche. Tatsächlich hat kaum eine andere Heilpflanze eine so enorme Anwendungsbandbreite wie die Kurkuma.

Indien: Heimat der Kurkuma

Rund drei Viertel der Gesamternte werden in Indien produziert und weitgehend auch verbraucht. Zunächst waren angrenzende Gebiete, wie Japan oder Indonesien, Hauptabnehmer, später fand die Kurkuma auf den traditionellen Transportwegen der Seidenstraße oder mit Karawanen ihren Weg zu uns, blieb lange Zeit jedoch seltenes Importprodukt. Dies hängt vor allem damit zusammen, dass die Pflanze bestimmte Nährstoffbedingungen im Boden braucht. Zwar wächst Kurkuma auch in mittleren Gebirgslagen, entwickelt in den meist kargeren Böden jedoch weniger fleischige Wurzelstöcke. Sie ist eine Pflanze, die den feuchten Boden liebt und sucht. Hier findet sie im warmen Erdreich unter dem Einfluss von Regen, Sonne und Wärme ihren Lebensraum, treibt dabei ehrgeizig ihre weitverzweigten Rhizom-Verästelungen aus. Die hübschen Blüten und Blätter täuschen nicht darüber hinweg, dass die Kurkuma ihre eigentliche Existenz im Untergrund hat.

Inzwischen wächst ihre Beliebtheit auch bei uns, als Folge davon wird die Pflanze inzwischen in nahezu allen subtropischen oder auch tropischen Ländern und Regionen in Feldkultur angebaut, so zum Beispiel in der Karibik, in Mittel- und Südamerika und auch in Nordafrika. Weil die Kurkuma nicht nur Gewürz und Heilmittel ist, sondern auch Bestandteil des Currypulvers sowie in der Kosmetik und Färbeindustrie eine Rolle spielt, wächst ihr weltweiter Bedarf ständig. In schwülheißen, regenreichen Regionen Sri Lankas und Indiens gibt es Kulturflächen, die sich viele Kilometer weit erstrecken. Sie verströmen zur Blütezeit einen unvorstellbaren Reichtum an betörenden Aromen – Pheromon-Moleküle aus Hunderten oder Tausenden verschiedener ätherischer

Öle, die Myriaden summende, flatternde Schmetterlinge, Bienen und andere Insekten anlocken – eine duftende, betriebsame Demonstration des Reichtums der Natur.

Kurkuma verfügt über einzigartige Heilkräfte

In der Natur herrscht ein bedingungsloser Behauptungs- und Verdrängungswettbewerb. Ganz egal, ob Mikroorganismen, Käfer, Insekten, Wühlmäuse, Vögel oder auch größere und große Tiere wie Wölfe oder Elefanten, sie alle stehen unter dem immensen genetischen Auftrag der Fortpflanzung. Die Existenz besteht im Wesentlichen aus Nahrungssuche, Ruhe- und Entspannungsphasen sowie der Weiterverbreitung des Erbguts an nachfolgende Generationen. Jedes noch so winzige Lebewesen versucht, neue Lebensräume zu besiedeln und dabei lästige Konkurrenten zu verscheuchen oder am besten gleich abzutöten.

Genau in diesem Anspruch ruht die Bedeutung der Kurkuma als Heilpflanze. Sie produziert die unvergleichliche Fülle ihrer ätherischen Öle, um damit Schmetterlinge, Bienen, Schwebfliegen oder andere

Insekten anzulocken, die dann ihre Samen bzw. ihr Erbgut mit dem Wind oder den oft wütenden Monsunstürmen über weite Strecken weitertragen. Gleichzeitig lockt die Kurkuma natürlich mit ihren betörenden Düften auch zahlreiche Fressfeinde an. Dies nicht zuletzt deshalb, weil ihre fleischigen Wurzeln beliebtes Nahrungsmittel für Wildschweine, Rinder und andere Tiere sind. Und gegen diese muss sie sich natürlich wehren, ebenso wie gegen Parasiten und Mikroben aller Art. Dies gelingt ihr, indem sie in ihren ätherischen Ölen Giftstoffe synthetisiert, die Kleinstlebewesen und größere Tiere abschrecken oder sogar töten, indem sie zum Beispiel stark blutdrucksenkend wirken oder mit ihren Enzymen Zellstoffwechselprozesse hemmen. Weil die Kurkuma wohl mehr als jede andere Pflanze in ihren betriebsamen Zellen ätherische Öle herstellt, erregte sie schon vor Tausenden Jahren die Aufmerksamkeit fernöstlicher Ärzte. Die Heilwirkung ihrer Inhaltsstoffe hat sich bis heute bewährt und über alle Generationen der Erfahrungsmedizin hinweg behauptet.

Ätherische Öle – Wunder der Natur

• Ohne diese lockenden Duftspender gäbe es kein Leben auf der Erde. Denn sie sorgen für die Bestäubung und Verbreitung von Pflanzen und ihr biologisches Gleichgewicht.

• Es gibt rund 900 verschiedene ätherische Öle, deren Pheromone von Pflanzen fast immer in spezifischer Komposition verströmt werden, je nach Bodenbeschaffenheit und Klima. Wissenschaftler schätzen, dass es etwa 70 000 verschiedene Duftstoffkompositionen gibt, die von Pflanzen produziert und verschickt werden und die selbst je nach Standort variieren. Jede einzelne Blüte, jedes einzelne Kraut hat sein eigenes unverwechselbares Aroma.

• Die Kurkuma synthetisiert und speichert deshalb die höchste Konzentration an ätherischen Ölen, weil ihre fleischigen Rhizome und Blüten bei Fressfeinden wie Mikroorganismen gleichermaßen beliebt sind.

- Die Natur hat den chemischen Aufbau ihrer wichtigsten Lebensmoleküle sehr einfach gestaltet, so etwa auch die Zusammensetzung unserer Glückshormone, der Neurotransmitter, die sich meist aus nur einer einzigen Aminosäure, also nur einem Eiweißbaustein ableiten. Ähnlich verhält es sich mit den ätherischen Ölen und den ihnen eigenen winzigen Molekülen, ihren Hauptbestandteilen. Sie dringen sehr leicht in Schleimhautzellen und in den Blutkreislauf ein und werden innerhalb von Zehntelsekunden über sensorische Systeme vom Gehirn wahrgenommen.

Die Kurkuma liebt Wärme und Regen

Das Gewächs aus der beeindruckenden Familie der Ingwergewächse (chemisch: *Zingiberaceae*) ist eine Perennial-Pflanze, die mehrjährig wächst. In regenreichen subtropischen Regionen breitet sie sich ehrgeizig aus, in Südasien werden ihre fleischigen Wurzeln jährlich geerntet, aber auch wieder für eine neue Ernte im folgenden Jahr eingesetzt. In Indien ist sie traditionell seit Tausenden Jahren besonders populär, dort ist sie auch als Indischer Safran bekannt, als willkommener Ersatz für das weitaus teurere Safran-Gewürz. Sie ist als Farbspender beliebt, weil sie alle Speisen gelb oder orange färbt, so zum Beispiel Reis, Senf, Dressings, Dips oder Marinaden. Je nach Herkunft bzw. Anbaugebiet schmeckt die Kurkuma leicht bitter oder scharf.

Für die einfache, oft in Armut lebende Landbevölkerung weiter Landstriche Indiens ist die Kurkuma ein Hoffnung spendender Wirtschaftsfaktor, zum Beispiel im Erode-Distrikt des Staates Tamil Nadu, wo circa 2,4 Millionen Menschen leben. Noch vor rund 25 Jahren, als die Region noch den Namen Periyar-District trug, waren nahezu alle Einwohner Analphabeten. Inzwischen können knapp 73 Prozent der Bevölkerung lesen und schreiben – ein eindrucksvoller Beleg dafür, wie eine einzige wunderhübsch blühende und aromatische Pflanze zum Wohlstand einer ganzen Region beitragen kann. Erode ist inzwischen die größte Produktionsstätte und bedeutendster Handelsplatz von Kurkuma.

Kostbare Kurkuma –
Liebling der Natur

Wenn die Pflanze im Erdreich ihre üppig-fleischigen, gelb-orangefarbenen Wurzelstränge ausbreitet, saugt sie unermüdlich Tag und Nacht viel Wasser aus dem Boden auf – und damit nahezu sämtliche Mineralien und Spurenelemente sowie andere Biorohstoffe. Daraus synthetisiert sie dann rund Zehntausende verschiedener Phyto-Moleküle: Vitamine, Koenzyme, wertvolle Fettsäuren, Aminosäuren (Eiweißbausteine), verschiedene Kohlenhydrate, Flavonoide, ätherische Öle und andere Substanzen. Ihr Reichtum an Nähr- und Wirkstoffen ist einzigartig!

Vitamine

- *Vitamin A und Karotene:* Schützen unsere Schleimhäute vor Krankheitserregern wie Bakterien, Viren, Pilzen, Keimen und anderen Parasiten.
- *Vitamin B_1 (Thiamin):* Wichtiges Nervenfutter für die Versorgung und Funktion von rund 300 Milliarden Neuronen, im Gehirn ebenso wie in den Muskeln.

- *Vitamin B₂ (Riboflavin):* Die Kurkuma synthetisiert viel von diesem Biostoff, der für Energieprozesse unerlässlich ist.

- *Vitamin B₃ (Niacin):* Dieser Biostoff gelangt im Eiltempo aus dem Wurzelfleisch der Kurkuma ins Blut, er spielt eine bedeutende Rolle im Grenzbereich von Körper und Psyche.

- *Vitamin B₅ (Pantothensäure):* Bewährter Schlankmacher unter den Naturstoffen, Fehlernährung führt zu einem entsprechenden Defizit.

- *Biotin:* Diesem Nährstoff verdanken es die Tiere in freier Natur unter anderem, dass sie so ein wunderschönes Fell oder Federkleid haben.

- *Cholin:* Das Vitamin ist Bestandteil von Lezithin und damit unersetzliches Nervenfutter. Es fördert die Konzentrationsfähigkeit, wirkt mentalen Alterserscheinungen entgegen.

- *Vitamin B₆ (Pyridoxin):* Der Stoff, der speziell in unserer Leber Aminosäuren zu Zellproteinen verknüpft und damit unseren Stoffwechsel in Schwung bringt.

- *Folsäure:* Dieses B-Vitamin ist reich in unserer Rückenmarksflüssigkeit konzentriert, spielt eine bedeutende Rolle für unsere mentale Leistungsfähigkeit und die ständige Regeneration und Verjüngung unserer rund 70 Billionen Körperzellen.

- *Inositol:* Ein geheimnisvoller Nährstoff, der in den Zellhäutchen der Neuronen Gute-Laune-Signale ins Nervennetz weitervermittelt.
- *Vitamin E: (Tocopherol):* Diesen Nährstoff synthetisiert die Kurkuma zur Kräftigung ihres eigenen Immunsystems. Vitamin E schützt auch in unserem Körper feine, sensible Fettsäuren vor freien Radikalen.
- *Vitamin K:* Dieser Stoff lässt Wunden heilen, er sorgt für konstante Konzentrationen des Blutgerinnungsstoffes Prothrombin. Verletzte Tiere suchen instinktiv nach der Kurkuma und anderen an Vitamin K reichen Wurzeln oder Blättern, um die Wundheilung zu beschleunigen.
- *Vitamin C:* Wichtigster Basisbiostoff in der Natur überhaupt, chemisch eng verwandt mit Glukose, dem kleinsten Bestandteil der Kohlenhydrate.

Mineralien und Spurenelemente

- *Magnesium:* Energiespender in Blättern und Stängeln der Kurkuma, kräftigt Herz und Kreislauf, stimuliert den Stoffwechsel.
- *Kalzium:* Wertvolle Aufbauhilfe für Knochen und Zähne, das Mineral spielt aber auch eine bedeutende Rolle in unserem Nervenstoffwechsel.

- *Kalium:* Mithilfe dieses unvergleichlichen Mineralstoffes bindet die Kurkuma ihren Wasserreichtum. Kalium pumpt auch in unsere meist ausgetrockneten Zellen viel Nährwasser.

- *Schwefel:* Den braucht die Kurkuma, um ihre eigenen Pflanzenzellen abzudichten, sodass zum Beispiel der Regen munter von den herrlich grünen Blättern und bunten Blütenblättern abperlt. So wird die Kurkuma auch für unsere Haut und unser Haar zum Beauty-Spender (siehe auch *Jung bleiben: Kurkuma als Beauty-Droge*, S. 93 ff.).

- *Eisen:* Wichtig für Sauerstofftransport und Zellenergie. Frauen leiden oft an Eisenmangel, weil sie während der Menstruation viel von dem kostbaren Spurenelement verlieren.

- *Jod:* Lebenswichtiger Rohstoff für unsere Schilddrüsenhormone. Wir brauchen Jod nur in unendlich winzigen Mengen – und die liefert uns die wertvolle Kurkuma-Pflanze.

- *Mangan:* Das Spurenelement ist einer der heimlichen Gesundheitsmanager in unserem Körper, wird täglich bei Trillionen chemischer Reaktionen gebraucht.

- *Selen:* Kernstück eines Immunenzyms, das die Kurkuma schützt und auch unsere Abwehrkräfte stärkt.

- *Silizium:* Bestandteil des Bindegewebes, wird als Rohstoff beim Aufbau jugendlichen Kollagens gebraucht.
- *Chrom:* Der kleine Verbündete beim Kohlenhydratstoffwechsel, unerlässlich für die Stabilität unserer Blutzuckerkonzentrationen.
- *Zink:* Das vielleicht wichtigste Spurenelement ist in rund 300 Enzymen enthalten, direkt oder indirekt an praktisch allen unseren Stoffwechselreaktionen beteiligt. Die Kurkuma ist enorm reich an diesem kostbaren Lebensstoff.

Darüber hinaus reichert die Kurkuma noch andere Vitamine und Mineralstoffe in weniger hohen Konzentrationen an, abgesehen vom Vitamin B$_{12}$ (Cobalamin) praktisch sämtliche Vitamine. Einen bedeutenden Beitrag für unsere mentale und physische Gesundheit aber liefert sie mit dem Reichtum ihrer Flavonoide und anderer Pflanzenschutzstoffe (siehe auch *Die Vitalstoffe der Kurkuma*, S. 145 ff.).

Die heilige Pflanze Kurkuma

In alten Kulturen Indiens, Chinas oder Amerikas waren die Menschen auf enge Weise mit der Natur verbunden. Eine Orchidee war nicht – wie heutzutage bei uns – nur eine schöne Blume, die man im Gartencenter kauft und daheim als dekorative Bereicherung in der Vase auf den Tisch stellt. Jeder Baum, jeder Strauch, jeder Grashalm hatte spirituelle Bedeutung. Mehr sogar: Selbst der Wind, der in den raschelnden Blättern einer Eiche sang, sprach von verborgenen, mysteriösen Dingen, war märchenhafter Sendbote einer geheimnisvollen Welt. Die Kurkuma wurde in früheren Jahrhunderten und Jahrtausenden verehrt, weil ihre Wurzeln den Menschen Leben und Heilung versprachen und schenkten, während ihre leuchtenden Blüten und ihr hübscher Wuchs die Schönheit der Natur verkörperten. Die Kurkuma ist Symbol für ganzheitliches Heilen mit den Mitteln der Natur. Häufig gilt sie auch als Symbol der Sonne. Ein echtes »Body & Mind-Therapeutikum«, dessen Anblick auch noch Glückshormone stimuliert.

Duftende Kräuter und andere Pflanzen waren seit jeher symbolträchtige Beigabe und Schmuck bei feierlichen Anlässen. Der Efeu war heilige Pflanze griechischer Götter, hatte auch im alten Ägypten und bei den Römern mythologische Bedeutung. Die stachelige Distel fand als Sinnbild der Unverwundbarkeit ihren Platz im Wappen schottischer Könige. In der Antike wurden die Träger besonderer Leistungen mit Lorbeerkränzen geehrt. Der Ysop wurde im alten Griechenland als heiliges Kraut für die Reinigung von Gräbern und Kultstätten verwendet.

Star auf thailändischen Blumenmessen

In den subtropischen Feuchtgebieten Südostasiens finden traditionell Blumenfeste und Blütenmessen statt, zu denen sich Zehntausende Menschen zusammenfinden, so etwa in der Region Salavan in Laos, in Kyaikto in Burma, in der fruchtbaren Delta-Landschaft des Roten Flusses in Vietnam sowie fast überall in Indien, Pakistan und in vielen Gegenden Chinas. Vielerorts ist die Kurkuma Star solch farbenprächtiger Ausstellungen, schon allein deshalb, weil diese Pflanze eine beträchtliche volkswirtschaftliche Bedeutung gewonnen hat und deshalb besonders gerne gezüchtet und angebaut wird.

In Thailand wird dieses Gewächs aus der Familie der Ingwerpflanzen erst seit rund 30 Jahren gewerbsmäßig kultiviert, inzwischen konkurrieren in verschiedenen Regionen des Landes mehr als 40 verschiedene Kurkuma-Züchtungen um die Gunst der Kunden. Weil die Kurkuma außer Wasser und Wärme keine großen Ansprüche stellt, wächst und gedeiht sie schnell. Inzwischen ist die thailändische Provinz Chaiyaphum einer der bedeutendsten Anbieter und wegen der Farbenpracht seiner Blumen und dem betörenden Duft seiner Blütenfelder auch eine echte Sehenswürdigkeit.

Exportschlager Kurkuma

- In Thailand wird die Kurkuma Kra Chiao genannt, pro Jahr werden dort mehr als drei Millionen dieser Blumen für Exportzwecke produziert. Geerntet wird im Sommer, die Blumen gehen per Luftfracht nach Japan, Hongkong, in die USA und nach Europa, ein erheblicher Teil davon zu den traditionellen Blumenhändlern der Niederlande.

- In Südostasien wird die Kurkuma auch als Heilige Tulpe, Heilige Ambrosia oder Siam-Tulpe bezeichnet. Sie beherrscht große Volksfeste, so etwa die Kra Chiao-Blumenmesse, wo sie unzählige Menschen bezaubert.

- Zentrum der euphorischen Feierlichkeiten rund um die Kurkuma ist der Nationalpark Pa Hin Ngam, der Name bedeutet etwa so viel wie »Schöner Steinwald«. Der Park ist mit seiner Blütenpracht eine der eindrucksvollsten natürlichen Blumenschauen, er liegt an der

Grenze der Phetchabun-Berge und dem
Khorat-Plateau.

- Die Kurkuma liefert nicht nur die wertvollen
  Wurzel-Rhizome, sondern auch die robusten,
  langlebigen Blumen, die in Töpfe gepflanzt,
  als Dekogestecke, in offener Form oder
  auch als Trockenblumen gehandelt werden.
  Gegenstände handwerklicher Kunst tragen oft
  das Kurkuma-Blütenmotiv, auf Seidenmalerei,
  Tapeten, Baumwollstoffen, Bildern oder
  Modeartikeln.

Die alten Bücher von Weisheit und Gesundheit

In uralten, heiligen Schriften Indiens, den Veden, wurde die Kurkuma schon immer erwähnt. Sie hieß damals allerdings nicht Kurkuma oder Turmeric (so die in englischsprachigen Ländern gebräuchliche Bezeichnung), sondern Nisha. In späteren Ayurveda-Büchern wurde sie als Mangalyaa bezeichnet. Schon früh galt die Pflanze als heilig im religiös-meditativen Sinne. Sie wurde von den Menschen verehrt, niemals achtlos niedergetreten. Frauen und Männer beteten in ihrem blühenden Umfeld, erhofften sich Beistand von ihr. Im Glauben und in der Hoffnung, dass nur die Natur Hilfe bringt, trugen sie die Blume behutsam heim, richteten ihr in ihrem bescheidenen Heim einen besonderen Platz ein. Wie einen kleinen Altar, der das Haus beseelt und Krankheiten fernhält.

Vor Hunderten oder Tausenden Jahren begegneten Menschen Krankheiten nicht dadurch, dass man einen Arzt anrief oder eine Arztpraxis aufsuchte. Die kleinen bunten Pillen aus der Apotheke waren unbekannt, man begriff auch gar nicht, auf welche Weise Schmerzen, schwere Verdauungsstörungen, Sehschwäche, Rheuma oder Blasenprobleme entstanden. Krankheiten waren oft Folge göttlicher Fügungen. So vertraute man Ratschlägen der Schamanen, die in oft beschwörerischen Formeln überliefertes Wissensgut einsetzten, um Linderung zu verschaffen und zu heilen. Ihre Therapeutika entnahmen sie der Pflanzenwelt: Blütenblätter und -staub, getrocknete, zermahlene Stängel, in Kräutersäften getränkte Blätter oder Wurzeln bzw. deren Bestandteile. Einen erheblichen Einfluss auf die Heilkraft hatte das Vertrauen, das Bewusstsein, dass Hilfe von draußen kommt, aus der göttlichen Natur.

Veden und Ayurveda

- Im Sanskrit bedeutet das Wort »Veda« so viel wie »Wissen«. Sogenannte Rishis, viel verehrte indische Weise, vermittelten ihr Wissen in den Texten der Shruti. Diese wurden mündlich in exakt formulierten Überlieferungen weitergegeben. Ausschließlich ausgewählte Schüler oder die Djivas, die »zweimal geborenen Menschen«, durften die Veden weitertragen.

- Wann die Kurkuma erstmals in solchen Überlieferungen auftauchte, ist unbekannt. Veden-Forscher gehen aber davon aus, dass dies bereits weit vor unserer Zeitrechnung geschah. Etwa im 4. Jahrhundert n. Chr. wurden Veden auch schriftlich aufgezeichnet, galten seinerzeit allerdings als brahmanisches Geheimwissen.

- Mit den hinduistischen Strömungen wurden die Veden in das Ayurveda weitervermittelt, die Lehre von Wissen und Lebensweisheit und Grundlage asiatischer Heilkünste. Diese spirituelle Symbiose aus Philosophie und Gesundheitslehre gewinnt in unserer heutigen Zeit auch bei uns viele neue Anhänger.

- Nahrung oder Naturmedizin wird im Ayurveda in Qas umgewandelt, eine Art Strahlungs- oder Bewusstseinskraft, die durch positiv-kognitive oder emotionelle Erfahrungen verstärkt wird. In früheren Jahrhunderten stellten Ayurveda-Medizinmänner Kurkuma und andere Blumen ans Krankenbett, damit der Anblick fröhlich leuchtender Blütenfarben Heilkräfte stimulierte.

Liebesblume Kurkuma

In Indien, dem Land des Ayurveda, gilt die Nisha, also die Kurkuma-Blume, als Königin der Nacht. Nicht unbedingt deshalb, weil sie unter dem Sternenhimmel besonders prachtvoll blüht, sondern als Mittel der Verführung, mit dem indische Frauen ihren Ehemann zur Liebe animieren. Selbst in modernen Sexshops wird Kurkuma-Pulver als mildes Aphrodisiakum angeboten und -gepriesen.

Traditionsbewusste Herbalisten in Indien verkaufen die Blume jedoch niemals nach Sonnenuntergang. Der Überlieferung nach verbreitet eine nach Sonnenuntergang gebrochene Kurkuma nämlich geheime Kräfte, die als »heilige Engel« über Keuschheit und Reinheit in ehelichen Beziehungen wachen. Als sogenannte Maangalaya schützt die Kurkuma symbolisch die bemitleidenswerten Sumangali, Töchter aus bitterarmen Familien, die in Indien seit vielen Jahrhunderten quasi für ein Butterbrot als Ehesklavinnen oder Billigarbeiterinnen verkauft werden, oft schon im Alter von 13 oder 14 Jahren und nicht selten zu einem Preis von umgerechnet gerade mal 80 oder 100 Euro.

Die indische Tradition sagt, dass die Sumangali das Gelübde der Pathivrataa, der absoluten Reinheit, ab-

geben soll und dann von der Nisha, also der Kurkuma, geschützt wird. Dieser Schutz vollzieht sich
durch die bloße Berührung mit der Blüte. Im Ayurveda werden solche eigentlich unerklärlichen, aber
dennoch oft erfolgreichen Therapien als Prabhaava
bezeichnet, als die Wiederherstellung des inneren
Gleichgewichts und der Harmonie körpereigener Vi-
brationen.

Ältestes Heilmittel

Medizinmänner und Schamanen gibt es, seit Menschen
auf der Erde leben. Seit Tausenden von Jahren behandeln sie Krankheiten durch rituelle Beschwörungsformeln, mit Weihrauch, Rinden, Kräutern oder
Pflanzensäften. Die indische Ayurveda-Medizin zählt
zu den ältesten systematischen Behandlungsformen
überhaupt. Einer ihrer Begründer war um 350 n. Chr.
der indische Arzt Charaka, der als Vater der indischen Medizin gilt. Charaka war seiner Zeit weit vor-
aus, er war bereits in der Lage, das Geschlecht eines
heranwachsenden Babys genetisch zu bestimmen.
Die menschliche Anatomie war ihm gut vertraut,
in seinen Aufzeichnungen finden sich bereits An-

zahl und Anordnung der menschlichen Knochen oder Zähne.

Charaka beschrieb die Wirkung eines trockenen Pulvers aus Amalaki, der indischen Stachelbeere, und der Kurkuma, die er seinerzeit als Haridra bezeichnete. Damit behandelte er eine Krankheit, die volkstümlich Madhumeha genannt wurde und die wir heute als Diabetes mellitus kennen. Die Kurkuma setzte er auch vorbeugend gegen Erkältungskrankheiten ein, als Kräftigungsmittel für das Immunsystem. Charaka behandelte auch Asthma und Allergien mit der Zauberknolle, deren entzündungshemmende Wirkung auf Prostaglandine und andere Gewebshormone über dieselben Zellmechanismen funktioniert wie heute die teuren Antihistaminika, deren Beipackzettel jedoch voll sind mit der Auflistung von zahlreichen Warnhinweisen, Neben- und Wechselwirkungen.

Ayurveda-Medizin

- In der Ayurveda-Medizin wird oft eine
  Kurkuma-Tinktur zubereitet, die inzwischen
  auch bei uns als wirksame Alternative zu
  chemisch hergestellter Medizin beliebt ist.
  Ein solcher Sirup entsteht aus geriebener oder
  geraspelter Kurkuma-Wurzel, die zusammen
  mit Honig dick gekocht und dann löffelweise
  eingenommen wird. Sie hilft bei Darm-
  störungen wie Verstopfung, Darmträgheit,
  Blähungen oder Durchfall, lindernd auch bei
  Galle- oder Leberproblemen.

- Magen-Darm-Allergien lassen sich mit
  geraspelten Kurkuma-Stückchen behandeln,
  man nimmt sie auf nüchternen Magen ein,
  süßen darf man mit Ahornsirup oder Honig.

- Für eine bessere Wundheilung stellt man eine
  Paste aus roher, zerriebener Kurkuma und
  Neem-Blättern her, einer indischen Mahagoni-
  Art, die man in speziellen Asia-Geschäften oder
  auch im Internet kaufen kann. Die Paste wird

auf die Wunde aufgetragen, sie wirkt anti-
septisch und beugt Verunreinigungen vor.

- Auch das feine Öl des Neem-Baums kann
  man mit Kurkuma-Pulver vermengen, es hilft
  bei unreiner Haut, gegen Pickel, Rötungen und
  andere Hauterscheinungen.

- Die Kurkuma hilft auch beim Einschlafen. Man
  kocht einen gestrichenen Teelöffel Kurkuma-
  Pulver in einer halben Tasse Wasser auf und
  würzt mit Honig und etwas Sahne. Ein solcher
  Tee trägt auch vorbeugend gegen Müdigkeit,
  Husten oder allergisches Atmen bei.

Kurkuma:
Wunderwaffe der Medizin

Pflanzen sind in der Natur seit Jahrmillionen Garanten für die Gesundheit aller Lebewesen. Sie sättigen nicht nur, sondern liefern auch sämtliche Basisstoffe für ein starkes Immunsystem. Verantwortlich dafür sind nicht nur die Vitamine und Mineralien, sondern darüber hinaus eine nahezu unvorstellbare Fülle unterschiedlicher Pflanzenschutz- und -inhaltsstoffe. Die wirken nicht nur für sich alleine, sondern sie potenzieren sich gegenseitig, verstärken die Wirkkraft von Vitaminen und Enzymen, schützen Biostoffe in Blut und Gewebe vor Allergenen, freien Radikalen oder Toxinen und bilden gemeinsam und als untrennbare Einheit die Basis unserer mentalen und körperlichen Fitness.

Wenn wir einen Apfel essen, nehmen wir dementsprechend das Gesamtpaket aus Nährstoffen, Ballaststoffen, Wasser und kostbaren Pflanzensubstanzen auf. Das Fruchtfleisch entfaltet dann in unserem Magen und unserem Darm seine Komposition aus allen Biostoffen als dynamische Einheit. Darin enthaltene Vitamin C-Moleküle, Frucht- und Fettsäuren, Glukose-Teilchen oder Magnesium-Atome wirken in diesem Ganzen bis zu tausendmal kraftvoller, als wenn wir sie etwa in der Apotheke als Monopräparat kaufen und die Kapsel mit einem Schluck Wasser aus dem Wasserhahn hinunterspülen. Sämtliche rund 40 000 verschiedene Schutz- und Biostoffe in jeder einzelnen Pflanze ergänzen und potenzieren sich in ihrer Wirkung. So wird jedes Spinatblatt, jedes Dinkelkorn, jede Haselnuss oder jeder Kohlrabi zum Sattmacher und gleichzeitig zum Arzneimittel aus dem großartigen Medikamentenschränkchen der Natur. Kaum eine andere Pflanze beschenkt uns dabei so großzügig mit ihrem Bioreichtum wie die Kurkuma, mit ihren Wurzeln, ihren Stängeln, Blüten und auch Blättern. Vor Tausenden Jahren war die Kurkuma in der heutigen indischen Region Maharashtra – seinerzeit als heilige Pflanze – oft einziger Sattmacher für die armen, kinderreichen Familien, gleichzeitig hielt sie diese Familien ein Leben lang gesund.

Curcumin – der faszinierende Wirkstoff

Biowissenschaftler sind immer wieder begeistert, wenn sie die feinen Mechanismen entschlüsseln, mit denen Pflanzen ihre Wirkstoffe herstellen. Doch kaum eine Entdeckung erregt ihr Erstaunen so sehr wie der chemoreaktive Prozess der Curcumin-Synthese in der Kurkuma, der erst vor wenigen Jahren vollständig charakterisiert und enträtselt wurde. Die Frage lautete: Wie ist es möglich, dass Zellen einer dunkel und verschwiegen im feuchten Erdreich ruhenden Knolle so verblüffend schlagkräftige Heilmoleküle herstellen können? Die Frage ist inzwischen geklärt. Im Gegensatz zu fast allen anderen Pflanzen nutzt die Kurkuma Zimtsäure als Ausgangspunkt für chemische Reaktionen. Zimtsäure entsteht aus der Aminosäure, also dem Eiweißbaustein Phenylalanin, der wiederum Rohstoff für lebenswichtige Neurotransmitter ist, Glückshormone wie Noradrenalin und Dopamin, aber auch für Adrenalin, das uns in Stresssituationen wach und konkurrenzfähig macht.

Dieser einzigartige Vorgang erregt nun mehr und mehr die Neugierde von Wissenschaftlern, zumal man weiß, dass Kurkuma bzw. das vorwiegend in ihr enthaltene Curcumin in Indien und anderen asiatischen Ländern über Jahrhunderte hinweg dominierendes, erfolgreiches und oft auch einziges Heilmittel für zahlreiche Beschwerden und Krankheiten war. Inzwischen gibt es weltweit mehr als 400 klinische Versuche mit Curcumin an Patienten, angewendet bei Stoffwechselerkrankungen ebenso wie als Hautschutzmittel oder als antimikrobielle Substanz. Curcumin ist das wichtigste sogenannte Curcumoid in der Kurkuma aus der Familie der Ingwerpflanzen. Insgesamt synthetisiert die Kurkuma rund 90 verschiedene Curcumoide. Zwei weitere potente Curcumoide sind Desmethoxycurcumin und Bismethoxycurcumin. Alle drei sind natürliche Phenole, denen die Kurkuma ihre kräftige gelbe Farbe verdankt. Curcumin existiert wiederum in einer Reihe unterschiedlicher Formen, so zum Beispiel in einer Keto-Form und einer Enol-Form, die in flüssiger oder fester Konsistenz weitaus stabiler und damit wirkungsvoller ist. Die meisten der im Handel befindlichen Kurkuma-Produkte bestehen vorwiegend aus der therapeutisch schwächeren Keto-Form.

Neue Erkenntnisse:
Curcumin als Medizin

- Der Pflanzenstoff ist potenter Radikalfänger, wirkt somit antioxidativ. Er verhindert das Oxidieren feinster Fettsäuren im Körper, schützt auf diese Weise auch die DNS (Desoxyribonukleinsäure) der Zellkerne, in denen unsere Erbanlagen in Form von Genen einprogrammiert sind. Curcumoide aktivieren die sogenannten Glutathion-S-Transferasen. Diese Enzyme bauen Xenobiotics ab, Fremdmoleküle, die zum Beispiel in Form chemischer Schad- und Giftstoffe von außen in uns eindringen. In unserer stark umweltbelasteten Welt ist die Kurkuma deshalb ein wichtiger Verbündeter, wenn es um unsere Gesundheit geht. Toxine stimulieren in unseren Zellen oft ein Übermaß an Cytochrom-P450-Oxidasen, Enzyme, die dann auch das eigene Gewebe angreifen. Curcumin kann diese oft bedenkliche Überproduktion neutralisieren.

- In einer als Siegel Life Project bezeichneten Studie über Curcumin am Center on Aging der University of California in Los Angeles entdeckten die beiden Wissenschaftler Dr. Greg M. Cole und

Dr. Sally A. Frautschy einen hemmenden Effekt auf die Entwicklung von Demenzerkrankungen, wie zum Beispiel Alzheimer. Die viel beachtete Studie wurde erst kürzlich von der Society for Neuroscience veröffentlicht. Curcumin erwies sich als effektiv beim Abbau neurodegenerativer Prozesse, der Entstehung von Plaques sowie von Entzündungen.

• Eine ähnliche Studie an der Harvard-Universität in Boston (US-Staat Massachusetts) verstärkte die Zuversicht, dass Curcumin amyloide Plaques im Gehirn abbauen und auch das Absterben der unendlich feinen Neuriten, der Verästelungen zwischen Gehirnzellen, hemmen kann. Möglicherweise potenziert sich dieser Gesundheitseffekt durch die gleichzeitige Einnahme hochwertiger Omega-3-Fettsäuren.

• Die Kurkuma bzw. ihre hochpotenten Inhaltsstoffe wirken offensichtlich krebshemmend, auf jeden Fall entzündungshemmend, zum Beispiel bei Rheuma oder Arthritis, außerdem durchblutungsfördernd und sogar antiischämisch, das heißt, sie beugen einer Mangeldurchblutung (Ischämie) vor, die unter anderem zum Schlaganfall führen kann.

- Im Jahr 2009 veröffentlichten Wissenschaftler der angesehenen Michigan State University eine Studie, wonach selbst niedrige Konzentrationen an Curcumin die Replikation von Herpes-simplex-Viren hemmen kann. Dies geschieht bereits im Zellkern, wo Curcumoide die Umwandlung von Ribonuklein-säuren (die RNA Polymerase II) zum Herpes-Virus stoppen.

- Wahrscheinlich verbessert Curcumin auch die mentale Leistungsfähigkeit. In einer asiatischen Studie nahmen 1010 Personen zwischen 60 und 93 Jahren curcuminreichen Curry zu sich, dies führte zu erhöhten sogenannten MMSE-Werten. Zur Erläuterung: Die Mini-Mental State Examination (MMSE) gilt weltweit als Indikator für mentale Leistungsfähigkeit.

- Im Jahr 2010 wiesen iranische Zellforscher einen positiven Effekt von Curcumin im Zusammenwirken von 24 verschiedenen Antibiotika gegen Staphylococcus-aureus-Bakterien nach. Diese Bakterien können bei einem zu schwach ausgeprägten Immunsystem schwere Hautleiden und Muskelerkrankungen auslösen und sogar zu lebensbedrohlicher Lungenentzündung oder Sepsis führen.

- In vielen Studien wurde nachgewiesen, dass Curcumin die Neurogenesis, also die Neubildung von Nerven im Hippocampus stimuliert, jenem Gehirnteil, in dem Wahrnehmungen koordiniert werden und sich unser Gedächtnis etabliert. Die Kurkuma kann demnach typischen Alterserscheinungen wie Konzentrations- und Gedächtnisschwäche vorbeugen.

- Curcumin baut auch Neurotrophine im Gehirn auf, die gegen depressive Verstimmungen, Depressionen, Pessimismus und Angstempfindungen helfen. Die Wirkstoffe helfen mit, aus neuralen Stammzellen neue Neuronen im Hippocampus aufzubauen und somit die Gedächtnisleistung zu verbessern.

- Eine bedeutende Rolle spielen die in der Kurkuma enthaltenen Curcumoiden auch für unsere Stimmungslage. Die Phytomoleküle sind potente sogenannte Monoamino-Oxidasehemmer (MAO-Hemmer). Zur Erläuterung: Aus bestimmten Monoaminen (Eiweißbausteinen), wie zum Beispiel Tyrosin oder Tryptophan, entstehen Neurotransmitter, die uns positiv und vielleicht sogar euphorisch auf die Herausforderungen im Stressalltag einstimmen – in der Natur wichtige Voraussetzung für ein dynamisches Überleben. Diese Monoamine werden aber oft zu rasch abgebaut, dann fehlen Glückshormone. Nervenschwäche, Verzagtheit, Angst oder gar Panikempfindungen stellen sich ein. Darauf reagiert die Pharmaindustrie mit chemisch-synthetisch hergestellten MAO-Hemmern. Die Natur stellt diese stimmungsaufhellenden Substanzen aber viel wirkungsvoller her – und dies ganz ohne Nebenwirkungen.

- Am weltberühmten Salk Institute, einem der renommierten Zentren der internationalen Gesundheitsforschung in La Jolla (Kalifornien), identifizierten die Wissenschaftler Dr. Pam Maher und Dr. Dave Schubert im Jahr 2010 ein Curcumin-Pyrazol-Derivat, das die Gedächtnisleistung deutlich verbessert, Gehirnzellen schützt sowie den sogenannten Brain-derived Neurotrophic Factor (BDNF) stimuliert, einen wichtigen Marker für mentale Fitness.

- Die Antikrebswirkung von Curcumin erklärt sich aus der Fähigkeit dieses universalen Naturstoffes, die Apoptosis (den Zelltod) von Krebszellen zu stimulieren, ohne gesunde Zellen zu beschädigen. Dabei blockieren Curcumoide in den Zellkernen die Aktivität des Transkriptionsfaktors NF-kB, der mit zahlreichen Entzündungsprozessen sowie mit der Entstehung von Krebs in Verbindung gebracht wird.

- In einer weiteren Studie, von der Münchner Wissenschaftlerin Dr. Beatrice E. Bachmeier durchgeführt, etablierte sich die Vermutung, dass Curcumin als pflanzliches Östrogen wirkt und die Östrogen-Defizite bei Frauen jenseits der Wechseljahre möglicherweise zum Teil ausgleichen kann. Die Studie erregte ebenfalls international Aufsehen, sie wurde im November 2010 im Fachjournal *Cellular Physiology and Biochemistry* veröffentlicht.

- Dr. C. S. Beevers von der Abteilung für Biochemie und Molekularbiologie am Wissenschaftszentrum der Louisiana State University in Shreveport (USA), einer der bedeutenden Curcumin-Forscher, stellt fest, dass die Pflanzensubstanz auf verschiedene Weise praktisch ohne Nebenwirkungen therapeutisch nutzbar ist: »Verantwortlich dafür sind genetische Faktoren, Wachstumsfaktoren für die sensible Innenauskleidung der Gefäße sowie eine ganze Reihe von Enzymen. Curcumin kann bei Arthritis, anderen Entzündungsprozessen, der Alzheimer-Krankheit sowie bei der Behandlung von Allergien eingesetzt werden.«

658 potente Heilstoffe

Vor Tausenden Jahren gruben in den schwül-heißen Sumpfgebieten Südasiens die ersten Medizinmänner dicke, fleischige Kurkuma-Rhizome aus dem feuchten Erdreich, sammelten Blätter, Blüten und Stängel dieser ganz besonderen Pflanze ein. Sie trugen sie in ihre Behausungen, trockneten, zerrieben, zerhackten sie, pressten sie aus oder zerquetschten sie zu einem gelben, aromatisch duftenden Mus. Die Kurkuma war oft einzige Naturarznei in jenen bitterarmen Regionen, in denen Virenerkrankungen, bakteriell bedingte Epidemien, Allergien oder Darmentzündungen nicht selten ganze Familien ausrotteten.

Nach den Ritualen und Beschwörungsformeln von Schamanen, Stammesheilern und religiösen Zauberern behauptete sich mit der Kurkuma, über Generationen hinweg, oft die erste Wirkstoffbehandlung von Kranken in unserem heutigen medizinischen Sinne. Die Kurkuma-Pflanze wird inzwischen mehr und mehr zum Symbol evolutionärer Naturmedizin mit einer kaum vorstellbaren Bandbreite. Neben mehr als 10 000 chemischen Substanzen reichert sie insgesamt 658 hochpotente Wirkstoffe an, die in ihrer Gesamtheit sowie ihrer Heilkraft den meisten unserer typischen Apothekenprodukte weit überlegen sind.

Wurzel-Rhizome

- Anthraquinone
- Arabinose
- Atlantone
- Azulene
- Ballaststoffe
- Beta-Sitosterol
- Borneol
- Caryophyllene
- Cholesterin
- Chrom
- Cinnamoyl-Methane
- Circumene
- Curcumin
- Eisen
- Eugenol
- Flavonoide
- Fruktose
- Germacrone
- Glukose
- Kalium
- Kalzium
- Kampfer
- Karotene (Vitamin A)
- Limonene
- Magnesium
- Mangan
- Natrium
- Nickel
- Phellandrene
- Phosphor
- Phytosterol
- Pinene

- Procurcumenol
- Propenoate
- Proteine
- Quercetin
- Resin
- Sabinene
- Salicylate
- Selen
- Silicon
- Terpinene
- Turmerin
- Turmerone
- ungesättigte Fettsäuren
- Vitamin B_2 (Riboflavin)
- Vitamin B_3 (Niacin)
- Vitamin C
- Zingiberin
- Zink

Stängel, Blätter und Blüten

- Alpha-Pinene
- Alpha-Tocopherol (Vitamin E)
- Atlantone
- Bornanol
- Boron
- Cinnamoyl-Methane
- Curcumin
- Curcuminoide
- Curdione
- Cymene
- Demethoxy-Curcumin
- Heptene
- Kaffeesäure
- Kobalt
- Kupfer
- Linalool
- Sesquiphellandrene
- Terpinene
- Terpineol
- Vanillinsäure
- Zuckerstoffe

Alle diese Biostoffe wirken isoliert lediglich begrenzt, in ihrer Gesamtheit aber entfalten sie eine enorme therapeutische Potenz. Professor Dr. Neville Grant von der Vanderbilt University in Nashville (US-Staat Tennessee): »Jeder einzelne in der Kurkuma enthaltene Wirkstoff ist Teil eines unvorstellbar reichen Therapiepakets. So ist zum Beispiel das in dieser Ingwerpflanze enthaltene Eisen, eingebettet in Hunderte oder gar Tausende anderer Phytomoleküle, bis zu 400 Mal wirksamer als Eisen in Tablettenform aus der Apotheke. Dasselbe gilt für Kurkuma-Substanzen wie Chrom, Boron, Selen, Zink, Magnesium, B-Vitamine oder die Vitamine A, C und K.«

Kurkuma: Die neue Supermedizin

Ärzte und Wissenschaftler wunderten sich schon lange darüber, dass eine scheinbar bescheidene Wurzelknolle aus feuchtnassen asiatischen Dschungelböden so eine enorme Heilkraft mit erstaunlicher Bandbreite entwickeln kann. Welche biochemischen Zellprozesse jedoch so beeindruckend gegen Entzündungen, Allergien und andere Beschwerden halfen, blieb ihnen lange ein Rätsel. Erst mit der Entwicklung supermoderner High-Tech-Analyseverfahren, wie photometrischen Tests, Elektrophorese, Dünnschichtchromatografie, RNA- und Strukturbiologie, Ionenaustauscher oder Gelfiltration, konnten seit Beginn des neuen Jahrtausends die heilenden Stoffwechselprozesse der Kurkuma identifiziert werden.

Infolgedessen gilt die Kurkuma als der »heiße Ofen« in der Zellforschung. Nahezu alle bedeutenden Pharmafirmen widmen sich unter anderem den Wirkstoffen Curcumin und Curcumoiden. Das National Institute of Health in Bethesda (US-Staat Maryland) nimmt in seiner Fachbibliothek, der National Library of Medicine, praktisch täglich neue Studienergebnisse zu Kurkuma auf. Die meisten von ihnen stammen aus dem Forschungsbereich Genetik. Wissenschaftler bemühen sich weltweit mit erheblichem Ehrgeiz, dem Geheimnis dieser einzigartigen Knolle auf die Spur zu kommen.

Neues aus der Kurkumaforschung

- Am 26. Oktober 2011 veröffentlichte der US-Wissenschaftler Dr. J. R. Cashman im Fachjournal *Chemical Research in Toxicology* einen Beitrag über die hemmende Wirkung von Curcumin auf die Entwicklung von Amyloid-Plaques bei der Alzheimer-Krankheit.
  Dr. Cashman: »Aus mehr als 45 verschiedenen Curcumoiden identifizierten wir die potentesten Substanzen mit entsprechend therapeutischen Eigenschaften.«

- Nur einen Tag später überraschte ein Team um die italienische Kurkuma-Forscherin Erika Ferrari in der Fachzeitschrift *Journal of Medicinal Chemistry* mit der Nachricht, dass Curcumin möglicherweise die Entstehung von Eierstock- und Darmkrebs hemmt.

- In der Abteilung für Pharmakologie der Gesundheitswissenschaften der Universität von Tromsö (Norwegen) wiesen Experten um Dr. P. Basnet – ebenfalls im Oktober 2011 – nach, dass Curcumin entzündungshemmend auf Schleimhäute wirkt, speziell auf die Vaginal-Schleimhaut.

- Der Biochemiker Dr. E. A. Al-Suhaimi von der Abteilung für Biologische Wissenschaften an der Dammam-Universität in Saudi-Arabien fand in der Kombination von Ingwer und Curcumin ein therapeutisches Mittel gegen bestimmte Hormonentgleisungen (wie zum Beispiel des Schilddrüsenhormons Thyroxin sowie des Proteohormons Leptin, das beim Fettstoffwechsel eine Rolle spielt). Die Substanzen wirken nach seinen Erkenntnissen ebenfalls krebs- und entzündungshemmend.

- Mit einer interessanten Studie über Kurkuma wartete Dr. Y. Bamba von der Universität für Pharmakologie und Life Sciences im Juni 2011 auf. Er stellte fest, dass zwölf Substanzen aus dem Rhizom der Pflanze die übermäßige körpereigene Synthese von Cytochrom P450 hemmt, hormonähnlicher, mitunter schädlicher Stoffe, die im Übermaß durch den Einfluss von Umwelttoxinen entstehen.

- Im Januar 2011 widmete sich Dr. P. A. Lapchak von der Abteilung für Neurologie des berühmten Cedars-Sinai Medical Center in Los Angeles der vorbeugenden Wirkung von Curcumin auf Schlaganfall und andere durchblutungsbedingte Schäden.

- Dr. S. Benmark vom Institut für Hepatologie am University College in London fand in einer Studie heraus, dass Curcumin und andere Kurkuma-Inhaltsstoffe antioxidativ wirken und die sogenannte Cyclooxygenase 2 (COX 2) hemmen, die für Entzündungen aller Art verantwortlich ist, so etwa auch der Leber und anderer Organe (siehe auch *Fitness*, S. 116 ff.).

Die Natur gibt ihre
Geheimnisse nicht preis

Die Biochemiker und Labortechniker an Pharmafirmen sind mitunter recht unglücklich, weil es ihnen nicht gelingt, Curcumin oder eines der vielen Curcumoide in bioverwertbarer Form herzustellen. Sie haben die komplette Strukturformel des verzweigten Moleküls aus Wasserstoff, Kohlenstoff und Sauerstoff längst entschlüsselt, die Konfiguration aus 21 Kohlenstoff-, 20 Wasserstoff- und sechs Sauerstoffmolekülen – doch im Tierversuch oder selbst im klinischen Humanversuch bleibt ihr geklontes Produkt ohne überraschende Wirkung. Man fragt sich dort: »Ist es möglich, dass die Natur ein anderes, besseres Curcumin als unser chemisch-synthetisches Produkt herstellt? Obwohl doch der chemische Aufbau des Moleküls derselbe ist? Und: Wie schaffen wir es, dass unser Curcumin ebenso beeindruckend gegen Beschwerden und Krankheiten hilft wie das Vergleichsmolekül aus der Natur?«

Genforscher und Wissenschaftler wissen freilich längst, dass sich die Summenformel des Chemie-Curcumins mit jener des Naturprodukts deckt. Doch es gibt einen bedeutenden Unterschied: Die sogenannte Konformation, die Ausspreizung und das Zusammenfalten des Naturmoleküls, ist nicht identisch. Jedes Curcumin-Molekül aus der Natur zeigt eine andere Form, keines ist absolut gleich. Hingegen sind alle chemischen Curcumin-Partikel geklont. Ähnlich verhält es sich übrigens mit natürlichen bzw. synthetischen Vitamin C- und E-Molekülen. Die Unterschiede sind Beispiel dafür, dass die Natur ihre Geheimnisse nicht preisgibt. Pharmaunternehmen arbeiten jetzt fieberhaft daran, ein Curcumin-Medikament auf den Markt zu bringen, das ebenso wirkungsvoll ist wie sein Vorbild aus der Natur.

Kraftvolle Curcumoide

Viele Beschwerden und Krankheiten entwickeln sich aus einer zunächst oft unbemerkten systemischen, also mehr oder weniger den ganzen Organismus betreffenden Entzündung. Bestimmte Moleküle stimulieren eine solche Entzündung immer wieder aufs Neue, wie zum Beispiel sogenannte AGEs (Advanced Glycation End Products), die dann entstehen, wenn Proteine und Zucker unter Hitze gemeinsam verarbeitet werden. Dies geschieht häufig bei der industriellen Verarbeitung von Lebensmitteln, beispielsweise durch Farbverstärker oder den Einsatz von Farb- und Schadstoffen. Auch ALEs (Lipoperoxidation End Products) tragen zu derlei Entzündungen bei, sie entstehen durch den Dauerkonsum ungesunder ungesättigter Fettsäuren. Im weiteren Verlauf solcher Entzündungen können schwerwiegende Krankheiten entstehen wie Lupus, Morbus Crohn oder Diabetes.

Die moderne Curcumin-Forschung führt jetzt zu neuen Therapieprinzipien. Naturmediziner wissen ja längst, dass das Pflanzenreich der beste Arzt ist. Bereits vor Tausenden Jahren waren Phytowirkstoffe bewährte Heilmittel, wie zum Beispiel Catechine im grünen Tee, Isothiocyanate oder andere Polyphenole in Grünkohl, Spinat oder Brokkoli, scharf-würziges Capsaicin im Pfeffer, Rutin und Naringenin in Äpfeln und anderen Früchten, Resveratrol in Rotwein und frisch geernteten Erdnüssen – und eben auch Curcumin bzw. Curcumoide in der Kurkuma-Wurzel. Der neueste Trend naturbezogener Heilmittel geht dahin, den Konsum entzündungsfördernder Stoffe zu drosseln, dafür mehr pflanzliche Polyphenole aufzunehmen, in Form von Obst, Gemüse, Hülsenfrüchten, Getreide und anderen Pflanzenprodukten. Curcuma-Arzneien aus der Apotheke oder der Drogerie sind kein vollwertiger Ersatz.

Kurkuma: Sensible Moleküle

- Freies Curcumin, so wie es in der Natur vorkommt, passiert ungehindert die Blut-Hirn-Schranke, die für Fremdmoleküle normalerweise nahezu undurchdringbar ist. Deshalb wird das Kurkuma-Rhizom auch so gerne von gestressten Wildtieren gesucht und ausgegraben. Natürliche Curcumoide sind ausgezeichnete Zielwirkstoffe für die Behandlung von neurodegenerativen Erkrankungen aller Art.

- Hingegen kann sogenanntes glukuronidiertes Curcumin als Bestandteil von Arzneimitteln, Steroidhormonen (wie Östrogen), Corticoiden und vielen anderen Pharmaprodukten das massive Bollwerk der Blut-Hirn-Schranke nicht überwinden. Hier zeigt sich als repräsentatives Beispiel die Überlegenheit natürlicher Wirkstoffe gegenüber chemisch-synthetischen Substanzen.

- Zunächst bemühten sich Laborforscher, Curcumin mit dem aus Schwarzem Pfeffer gewonnenen Piperin zu kombinieren, einem beißend-scharfen gelblichen Alkaloid. Danach stieg die Blutkonzentration von Curcumoiden zunächst steil um 2000 Prozent an, hielt aber nur eine Stunde lang an und sank dann rasch auf den ursprünglichen niedrigen Wert. Für eine gewinnbringende Produktion als Medikament viel zu schnell.

- Im Jahr 2009 brachte dann ein US-Unternehmen ein mit Fettsäuren angereichertes Curcumin auf den Markt. Bekanntlich passieren Fettstoffe die Blut-Hirn-Schranke leichter, finden auch rascher den Weg durch die ölig-feuchten Schutzmembranen von Zellen und auch der inneren sensiblen Schutzhülle um den Zellkern. Dieser Trick erwies sich als etwas erfolgreicher, brachte das modifizierte Chemieprodukt zunächst auch auf die Liste grundsätzlich sicherer Arzneimittel der US-Überwachungsbehörde FDA.

- Im selben Jahr wurde von einem anderen US-Unternehmen eine Substanz entwickelt, in der Curcumin mit einem Komplex aus Soja-Phospholipiden kombiniert wurde, die zu den sensibelsten und verletzlichsten Nahrungsmolekülen überhaupt zählen. Doch leider folgte die Enttäuschung auf dem Fuß. Während das mit viel Hoffnung entwickelte Molekül im Tierversuch vielversprechende Erfolge zeitigte, konnte man nach Anwendung bei Menschen im Blutbild kein freies, also bioverwertbares Curcumin entdecken.

- Danach folgten weitere, meist widersprüchliche und wenig befriedigende Ergebnisse mit synthetisch hergestelltem bzw. kombiniertem Curcumin. Der Ehrgeiz, freies und wirksames Curcumin in Pillenform zu entwickeln, bleibt dennoch groß, nachdem sich immer wieder zeigt, dass in Bevölkerungsgruppen mit einem hohen Verzehr an Curcumin Krankheiten wie Parkinson oder Diabetes seltener vorkommen.

- In wässrigen Lösungen, wie zum Beispiel in Suppen oder Getränken, sind Curcumoide wenig stabil, sie zerfallen rasch, verlieren somit ihre Wirksamkeit. Das Kochen oder Zubereiten mit Öl erhöht hingegen die Absorption des potenten Wirkstoffs. In Wasser neigt Curcumin dazu zu hydrolisieren, das heißt das Molekül wird gespalten, wobei Vanillin- und Ferula-säuren entstehen, sekundäre Pflanzenstoffe, die in der indischen Ayurveda-Medizin ebenfalls eine bedeutende Rolle spielen, allerdings nicht die enorme Potenz in der Naturheilkunde wie Curcumin besitzen.

Curcumin als Naturmedizin

Wie bei vielen anderen Arzneimitteln aus der erprobten Apotheke der Natur sind Anwendungsgebiete und Therapieerfolge für Curcumin nicht unbedingt gesichert. Eine Tausende Jahre alte Heiltradition belegt allerdings, dass Curcumin mit seinen zahlreichen Curcumoid-Derivaten eine bedeutende Rolle bei der Behandlung von Befindlichkeitsstörungen, Beschwerden und Krankheiten spielen kann. Verantwortlich dafür sind wohl die systemischen Angriffspunkte im gesamten Organismus, die Curcumin gleichzeitig zu dem idealen repräsentativen Heilmittel für eine ganzheitliche Behandlung machen.

Freilich sind die Heilerfolge auch immer individuell, nicht jeder spricht auf eine Curcumin-Therapie gleichermaßen gut an. Belegt ist indes, dass Curcumoide in praktisch sämtlichen unserer rund 70 Billionen Körperzellen wirksam werden, und zwar sowohl passiv als Bestandteil des Immunsystems als auch aktiv und zielgerichtet bei der direkten Behandlung. Curcumin kann bei den nachfolgend aufgelisteten Beschwerden womöglich einen wichtigen vorbeugenden oder auch heilenden Beitrag zur Gesundheit leisten:

- Akne
- Altersherz
- Bandscheiben-
  beschwerden
- Blähungen
- Bronchitis
- Darmträgheit
- Durchblutungs-
  störungen
- Durchfall
- Ekzem

- Erkältung
- Ermüdungszustände
- Fettleibigkeit
- Frauenleiden
- Gedächtnis-
  schwäche
- Gelenkschmerzen
- Grippaler Infekt
- Hämorrhoiden
- Hautallergie
- Heuschnupfen

- Hexenschuss
- Husten
- Immunschwäche
- Impotenz
- Ischias
- Juckreiz
- Karies
- Konzentrations-
  schwäche
- Krampfadern
- Kreislaufbe-
  schwerden
- Lippenbläschen
- Magendarmstö-
  rungen
- Menstruationsbe-
  schwerden
- Muskelrheuma
- Nasenbluten
- Nebenhöhlen-
  entzündung
- Nervenschwäche
- Nesselsucht
- Niedriger Blutdruck
- Reizblase
- Rheuma
- Rückenschmerzen
- Schlafstörungen
- Schnupfen
- Schuppenflechte
- Venenleiden
- Wundbehandlung
- Zahnfleisch-
  entzündung

Curcumin kann auch giftig sein

Pflanzen synthetisieren ihre Wirkstoffe vornehmlich, um Fressfeinde, Bakterien, Pilze oder andere Parasiten abzuwehren. Solange diese aggressiven Moleküle im Paket aller anderen Biostoffe eingebettet sind, schaden sie beim Verzehr nicht. Typisches Beispiel dafür sind Karotten, die reich an Karotenen sind, aus denen unser Stoffwechsel Vitamin A herstellt. Wenn wir diese gelben Möhren selbst im Übermaß verzehren, schaden uns die enthaltenen Karotene nicht, wir bekommen schlimmstenfalls gelbe Handflächen davon. Doch Karotene aus der Apotheke oder der Drogerie in Pillenform sind so hoch konzentriert, dass unser Immunsystem und unser Stoffwechsel sie nicht mehr ausreichend kontrollieren können. Dann können sie gegebenenfalls gesundheitsschädlich werden.

Weitaus dramatischer verhält sich dies mit Curcumoiden, die zu den potentesten Giftstoffen in der Natur zählen. Solange sie in ihrer natürlichen Komposition in der Kurkuma-Wurzel schlummern oder auch gelborange aus dem Gewürzglas im Küchenregal leuchten, schaden sie uns nicht. Doch die Pharmaindustrie ist eben ehrgeizig im Bemühen, ihre Produkte möglichst schlagkräftig und somit profitabler zu machen. Nur wer die Beipackzettel ihrer Produkte aufmerksam studiert, wird auch wahrnehmen, wie gefährlich Curcumin, aus dem Fruchtfleisch der Pflanze isoliert, in zu hoher Dosierung sein kann.

Ergebnisse aus der praktischen Medizin

• Klinische Studien an Menschen mit hohen
  Dosierungen von reinem Curcumin zwischen
  zwei und zwölf Gramm haben eine Reihe
  beträchtlicher Nebenwirkungen gezeigt:
  Durchfall, Übelkeit und Unregelmäßigkeiten
  im Blutdruck.

• Der Biochemiker Dr. Yan Jiao von der Abteilung
  für Krebsforschung an der Wake Forest
  University in Winston-Salem (US-Staat North
  Carolina) hat festgestellt, dass Curcumin in
  Überdosen den Eisenhaushalt im Körper aus der
  Balance bringen kann. Curcumin bindet lebens-
  wichtiges Eisen und unterdrückt das Protein
  Hepcidin, wodurch bei entsprechend dispo-
  nierten Personen Eisenmangel entstehen kann.

• Von Industrielabors entwickeltes sogenanntes
  turmerisches Oleoresin mit einem Curcumin-
  anteil von 85 Prozent wurde von der
  US-Aufsichtsbehörde Federal Drug Agency
  (FDA) auf die Liste der bedenklichen

Wirkstoffe gesetzt. Der Grund: Curcumin mag zwar krebshemmend und als Radikalfänger wirken, erhöht aber gleichzeitig im Körper oxidative, also zellzerstörerische Prozesse.

- Hoch konzentrierte Curcumoide können sogar zusätzlich krebserregend wirken, weil sie den sogenannten p53-Tumor-Supressor-Pfad beeinflussen, ein weiterer Faktor bei der Entstehung von Krebszellen im Darm.

- Ob Curcumin für schwangere Frauen gefährlich sein kann, ist nicht eindeutig geklärt. Es gibt jedoch Hinweise aus Krankenhäusern, dass therapeutisch hohe Dosen von Curcumin-Produkten in Pillenform möglicherweise Stoffwechselprozesse in der Gebärmutter stimulieren und Fehlgeburten begünstigen könnten.

Deshalb gilt auch bei der Verwendung von Phytopharmaka stets der Warnhinweis: Pflanzenabwehrstoffe sind grundsätzlich giftig, Blumen, Kräuter, Sträucher, Bäume stellen sie her, um Feinde abzuwehren

oder zu töten. Dies gilt selbst für scheinbar so harm-
lose Kräuter wie Gänseblümchen, Lavendel oder Ros-
marin. Isoliert und in Pillen, Kapseln oder Tabletten
gepresst, können sie mehr Schaden anrichten als nut-
zen. Die Kurkuma ist ein Naturprodukt – und will es
bleiben. Nur im Gesamtpaket ihrer zahllosen unter-
schiedlichen Inhalts- und Wirkstoffe ist sie ein groß-
artiger Verbündeter unserer Gesundheit.

Schlank, jung, fit und glücklich mit Kurkuma

»Mach mehr aus deinem Leben!« Dieses Angebot offeriert uns die saftige Zauberknolle aus dem üppigen Erdreich der Subtropen. Denn sie schenkt uns als Jung- und Fitmacher sämtliche Biostoffe, die unseren Stoffwechsel in Schwung bringen und unsere rund 70 Billionen Körperzellen regenerieren und verjüngen. Krank werden wir nur dann, wenn unserem Gewebe wertvolle Nährstoffe fehlen, wie Vitamine, Spurenelemente oder ungesättigte Fettsäuren. Dann kommt es zu einem Defizit im Zellstoffwechsel, die Gene im Zellkern drosseln die Produktion von Zellproteinen in dem großen wässrigen Inneren der Zelle, dem Zytostol. Zwangsläufig sinkt der Zellstoffwechsel, wir fühlen uns müde und antriebsarm, dem Tagesstress nicht ausreichend gewachsen, leiden unter Konzentrations- oder Gedächtnisschwäche.

Unsere Vorfahren wussten, dass mitunter ein einziger Apfel für frischen Schwung sorgen kann. Kräuter, Blütenextrakte oder auch bestimmte Getreidearten wie Dinkel oder Buchweizen waren bewährte Aufbauhilfen für einen geschwächten Organismus, sie kräftigten das Immunsystem, verbesserten die Verdauung, regten den Kreislauf an und beugten mit ihrem Reichtum an heilenden Inhaltsstoffen Beschwerden aller Art vor. Heute vertrauen viele Menschen auf hübsch verpackte Kombipräparate aus den Regalen der Apotheken und Drogerien, mit ihren langen Auflistungen von Mineralien, Vitaminen und anderen Stoffen. Doch die bieten uns nur lieblos zusammengemixte Gemenge aus meist chemisch-synthetisch gewonnenen Substanzen. Ihnen fehlen die hilfreichen Zusatzstoffe eines naturbelassenen Heilmittels, wie sekundäre Pflanzenstoffe, hochwertige Zucker oder Fettsäuren und natürliche Hormone oder Enzyme. »Natur statt Pillen« lautet deshalb die Empfehlung der angesehenen US-Professorin Dr. Elizabeth W. Jones von der Carnegie-Mellon-Universität in Washington. Die Kurkuma-Wurzel unterstützt wie kaum ein anderes Pflanzenprodukt dieses Postulat, sie kurbelt Schlankheitsprozesse an, wirkt verjüngend auf Zellen und Zellkerne und hält uns körperlich und mental fit.

Curcumoide:
Der neue Weg zur schlanken Linie

Die tüchtige Wurzel aus der Familie der Ingwergewächse enthält eine ganze Reihe sogenannter lipolytischer, also Fett schmelzender Substanzen:

- Sie verbessern die Durchblutung, regen auf diese
  Weise den Zellstoffwechsel an. Zellen fordern dann
  mehr Fettmoleküle (Triglyzeride) aus den Speckdepots an Bauch, Hüften, Po und Oberschenkeln
  als Energierohstoff an.

- Sie beschleunigen Verdauungsprozesse, wodurch
  Fettsäuren und Cholesterin schneller aus dem Darm
  ausgeschieden werden.

- Sie hemmen die Synthese sogenannter LPL-Enzyme
  (Lipoproteinlipasen) in Gefäßwänden rund um Fettzellen. Als Folge davon nehmen Adipozyten (Fettzellen) weniger dick machende Triglyzeride auf.

- Außerdem sorgt ihr hoher Reichtum an dem Mineral Kalium für eine optimale Wasserversorgung der
  Zellen. Zur Erläuterung: Die Zellen vieler Menschen sind oft weitgehend ausgetrocknet, der Stoff-

wechsel dümpelt dann nur noch träge dahin, es wird zu wenig Depotfett abgeschmolzen.

- Curcumoide stimulieren die körpereigene Synthese lipolytischer Hormone und Neurotransmitter wie Glukagon, Adrenalin, Noradrenalin, Dopamin, Cortisol oder Serotonin.

Die Kurkuma zählt zu den wirkungsvollsten Fatburnern der Natur. Die Curcumoide entfalten ihre fettabbauende Wirkung sowohl im Gewürz als auch in der frisch zerriebenen, geraspelten oder zerquetschten Wurzel. Das üppige Rhizom lässt sich also sowohl zur Geschmacksverbesserung als auch als echtes Lebensmittel verwenden. Um zu verstehen, wie unser Fettgewebe auf den Konsum von Curcumoiden reagiert, sollten wir aber mehr über unseren Fettstoffwechsel wissen.

Interessantes über unsere Fettzellen

- Wir Menschen haben normalerweise rund 100 Milliarden Fettzellen. Sie sind winzig klein, nur etwa ein Millionstel Gramm leicht, können aber bei Fehlernährung um das 500-fache aufquellen, indem sie unablässig neue Triglyzeride in sich aufsaugen.

- Fettzellen bilden sich von der Babyzeit bis zur Pubertät. Wenn heranwachsende Kinder viel Süßes und Fettes zu sich nehmen, entwickeln sie bis zu dreimal mehr Adipozyten als Kinder, die gesund ernährt werden. Dann kann es geschehen, dass zwei zwölfjährige Mädchen gertenschlank nebeneinander stehen – doch eines von ihnen trägt bereits die Veranlagung zu Übergewicht oder Fettleibigkeit in sich.

- Die »dicke« Gefahr steckt vor allem in den sogenannten Präadipozyten, von denen selbst schlanke Menschen rund zwanzig Milliarden haben. Dies sind zunächst leere Zellen, die sich aber nach und nach füllen, wenn wir uns nur von Pizza, Hamburgern, Wurst, fettem Fleisch, Produkten aus Weißmehl, Süßigkeiten und zuckerhaltigen Getränken ernähren. Dies hat die Natur vorsorglich so eingerichtet, als etwaige Reserve für Hungerzeiten. Grizzlybären oder Murmeltiere füllen diese Präadipozyten regelmäßig im Herbst als Energiedepot für den Winter.

- Fettzellen haben ein reges Innenleben. In ihnen kontrollieren sich Lipogenese (Fetteinbau) und Lipolyse (Fettfreisetzung). Fettzellen sind Teil eines mächtigen Verbunds aus Hormonen und Enzymen, der über Gehirn, Darm, Blut und andere Faktoren beeinflusst wird. Dieses den gesamten Organismus beherrschende System sorgt dafür, dass speziell den Muskelzellen stets ausreichend Energierohstoff in Form von Triglyzeriden zur Verfügung steht.

- Fettzellen reagieren äußerst sensibel auf Fett schmelzende Signalboten, die sich aus Aminosäuren (Eiweißbausteinen) oder aus ungesättigten Fettsäuren rekrutieren. Deshalb haben bestimmte Lebensmittel einen besonderen Fatburning-Effekt. Dazu zählen grundsätzlich alle Obst- und Gemüsearten mit ihrem rasch bioverwertbaren Eiweiß, dem hohen Wasseranteil und ihrem Reichtum an Omega-3- und anderen wertvollen Fettsäuren.

- Angekurbelt wird das Fatburning vor allem auch durch Kräuter und Gewürze mit ihrem hohen Anteil an Alkaloiden, anderen sekundären Pflanzenstoffen, ätherischen Ölen und weiteren durchblutungsfördernden Stoffen. Zu den potentesten dieser Pflanzen zählt die Kurkuma, deren Inhaltsstoffe ganz allein – natürlich bei entsprechender Ernährung – erhebliche Fettdepots an Bauch und Hüften abschmelzen können.

Wie Fettpolster entstehen

Die Dickmacher unter den Lebensmitteln sind schnell lösliche Kohlenhydrate in Weißbrot, anderen Weißmehlprodukten, Nudeln oder dem weißen polierten Reis, in Zucker bzw. allem Süßen und in künstlich gesüßten Getränken. Außerdem finden sich gesättigte Fettsäuren in Fleisch, Hackfleisch, Schinken oder Wurst bzw. auch in fettem Käse. Ganz klar, dass Süßes, Fettes und helle Mehlprodukte zusammen doppelt oder dreifach potenzierte Dickmacher sind, wie zum Beispiel Schinkennudeln, Pizza, Currywurst mit Pommes, fette Braten, Salami-Sandwichs, fette Dressings oder Dips, Cremetorten, Süßgebäck oder Pralinen. Derlei kombinierte Nahrung gibt es in der Natur nicht. Daraus erklärt sich unter anderem die Tatsache, dass Tiere in freier Natur bis an ihr Lebensende ihr stets gleiches, physiologisch gesundes Körpergewicht behalten.

Wenn wir etwas essen und kauen, werden im Speichel der Mundhöhle Amylase-Enzyme aktiv, die damit beginnen, den Nahrungsbrei zu spalten. Dabei entstehen Glukose-Moleküle, die kleinste Einheit der Kohlenhydrate, die über hormonelle Signale Gefäße im Bereich der Fettzellen erreichen. Dort stimulieren sie wiederum andere Enzyme, die Fettzellen für die

Aufnahme von Fettsäuren öffnen und deren Einbau in die Fettdepots vorbereiten. Ein ähnlicher Mechanismus entsteht, wenn Triglyzeride bzw. Fettsäuren oder auch Eiweiß im Darm abgebaut werden. Eine Sonderrolle spielt dabei das Bauchspeicheldrüsenhormon Insulin, ein anaboles Hormon, das Nährstoffe wie Glukose, Fettsäuren oder Aminosäuren in Körperzellen einbaut.

Insulin, der Dickmacher

- Die Natur hat es aus Sparsamkeitsgründen so eingerichtet, dass Nahrung möglichst vollständig verwertet und ihre Nährstoffe in Zellen eingebaut werden. Dieser Vorgang wird weitgehend von Insulin gesteuert. Das Hormon erweitert die Arterien, damit möglichst viel nährstoffreiches Blut zu den Zellen gelangt.

- Solange die Glukose-Konzentrationen im Blut hoch sind, öffnen sich Körperzellen zur Aufnahme von Biostoffen, sie geben aber keine oder kaum Nährstoffe frei. Dies gilt speziell für

Fettsäuren. Unter Insulineinfluss bleiben Fettzellen verschlossen. Weil Insulinwerte stets hoch sind, wenn wir Süßes oder schnell lösliche Kohlenhydrate konsumieren, wird das Fatburning entsprechend erschwert. Dementsprechend können ein einziges Stück Cremegebäck oder einige Rippen Schokolade dafür sorgen, dass ein Abnehmen unmöglich wird.

- In Deutschland gilt inzwischen nahezu jeder zweite Erwachsene als übergewichtig. Auch immer mehr Kinder und Heranwachsende sind betroffen. Viele Menschen haben aufgrund von Fehlernährung permanent zu hohe Insulinwerte, kommen deshalb von ihrem Übergewicht nicht nachhaltig herunter, selbst wenn sie sich drastischen Abmagerungskuren unterwerfen.

- Gottlob hat Insulin potente Gegenspieler in unserem Stoffwechsel. Dazu zählen alle Stresshormone, wie zum Beispiel Glukagon, ein »Gegenhormon«, das ebenfalls in der Bauchspeicheldrüse (Pankreas) synthetisiert

wird. Die in der Kurkuma enthaltenen
Biostoffe aktivieren diese Stresshormone bzw.
Peptide. Deshalb zählen Curcumin und
Curcumoide zu den stärksten Fatburnern,
die es in der Natur gibt.

Das Blutzuckerdilemma

Während die Kurkuma der beste Verbündete im Kampf
gegen Schwabbelpfunde ist, sind Süßes und die schnell
löslichen Kohlenhydrate in hellen Mehlprodukten ein
verhängnisvoller Feind, die schlimmste Bremse bei
allen Abspeckbemühungen, und nach Meinung von
Biophysiologen sogar noch aggressivere Dickmacher
als Fett. Kohlenhydrate bzw. ihr kleinster Baustein
Glukose gehören aber auch zu unseren wichtigsten
Energielieferanten überhaupt. Sie zünden in allen
70 Billionen Körperzellen Stoffwechselprozesse, ähnlich dem Anlasser in einem Auto, sorgen also für die
nötige Startenergie. Deshalb werden sie von Leber,
Blut und Muskeln auch ausreichend gespeichert. Damit
unser Stoffwechsel stets über den nötigen Kraftstoff

verfügt, egal ob wir eine Treppe hinaufsteigen, unser Baby in den Kinderwagen heben oder gedanklich eine schwierige Aufgabe meistern.

Allerdings: Zu viel Glukose im Blut, also ein zu hoher Blutzucker, ist ungesund. Ideal sind Werte im Referenzbereich zwischen 85 und 105 Milligramm Glukose pro Deziliter Blut. Die sind gewährleistet, wenn wir unsere Kohlenhydrate aus Obst, Gemüse, Hülsenfrüchten, Vollkornprodukten und anderen naturbelassenen Lebensmitteln beziehen. Die werden nämlich in Magen und Darm in einem Stunden währenden Prozess aufgespalten und es kommt zu einem gleichmäßigen Zustrom der kleinen Glukosepartikel ins Blut, sodass die Blutzuckerwerte stabil bleiben. Schnell lösliche Kohlenhydrate hingegen, wie zum Beispiel in Brötchen, Sahnetorten, Cola oder Limo, gelangen unverzüglich ins Blut. Unsere Bauchspeicheldrüse reagiert darauf mit einem heftigen Ausstoß an Insulin.

Damit sinken die Blutzuckerwerte wieder, oft auf einen tieferen Stand als vorher. Dies kann sich verhängnisvoll auswirken, weil nämlich unsere Gehirn- und Nervenzellen praktisch ausschließlich Blutzucker als Energienahrung verwenden können. Fehlt Blutzucker, entwickelt sich sehr schnell das Verlangen nach Süßem, nach Schokolade, Marzipan, Nougatriegeln oder Zuckerplätzchen. Doch leider: Die liefern erneut schnell lösliche Kohlenhydrate. Die Bauchspeicheldrüse reagiert mit dem Ausstoß von Insulin – und die Fettzellen werden erneut mit Triglyzeriden gefüttert. Denn zu viel Glukose im Blut wird bevorzugt von der Leber in Fettmoleküle umgebaut, und die landen schließlich in den Speckdepots an Bauch, Hüften, Po und Oberschenkeln.

Fatburner Curcumin

Eines der bedeutendsten Forschungsinstitute für Gesundheit weltweit ist die Tufts University in Medford (US-Staat Massachusetts). Dort widmet sich die Biochemikerin Dr. Asma Ejaz dem Mysterium der Curcumoide. Im renommierten *Journal of Nutrition* veröffentlichte sie eine Studie an Mäusen. Sie stellte fest, dass eine Diät mit hohem Fettanteil, aber auch mit einem Zusatz an Curcumin, das Körpergewicht der Versuchstiere reduzierte, außerdem auch Cholesterin-Konzentrationen im Blut senkte. Verantwortlich dafür war die Tatsache, dass Curcumin die Angiogenese, also die Entwicklung kleiner Blutgefäße im Fettgewebe, hemmte und senkte. Dadurch wurden diesen Adipozyten weniger Triglyzeride zugeführt bzw. in sie eingebaut. Was indische Heilpraktiker bereits vor mehr als 5000 Jahren »intuitiv« durch Erfahrung herausfanden und anwandten, bestätigte sich in den Labors von Medford als Ergebnis wissenschaftlicher High-Tech-Analyseverfahren.

»Unsere Resultate vermitteln die Hoffnung, dass Curcumin Übergewicht und Fettleibigkeit verhindern kann«, sagt Dr. Ejaz. Die Wissenschaftlerin und ihr Team aus Biophysiologen untersuchten die Wirkung der Curcumoide sowohl im Reagenzglas als auch in vivo, also im lebendigen Gewebe. Je nach Dosierung der natürlichen Kurkuma-Wirkstoffe zeigte sich, dass die Entstehung und das Wachstum sogenannter 3T3-L1-Fettzellen unterdrückt wurden. Außerdem erhöhte sich die Apoptose, also der Zelltod von Adipozyten. Dies gilt als besonders erwähnenswert, nachdem bekannt ist, dass Menschen, die sich in Kindheit und früher Jugend ungesund ernähren, in diesem Zeitraum mehr Fettzellen bilden. Erstmals bestätigte sich jetzt, dass ein Zuviel an Adipozyten auch wieder abgebaut werden kann. Dadurch sinkt die gesamte Fettaufnahme im Körper beträchtlich.

Dr. Ejaz' Mäuse erhielten über die Dauer von zwölf Wochen eine Diät mit einem Anteil von 22 Prozent Fett sowie täglich 50 Mikrogramm Curcumin pro

Kilogramm Nahrungsaufnahme. Interessanterweise zeigte sich zusätzlich, dass genetisch – also aus den Zellkernen heraus – weniger Wachstumsfaktoren für das Epithelgewebe, die Innenauskleidung von Gefäßen, stimuliert wurde. Dadurch wurde die Neigung, immer noch mehr Fett einzubauen, gesenkt und gestoppt. Dass Cholesterin-Werte sanken, hing damit zusammen, dass auch weniger sogenannte PPAR-gamma-Rezeptoren synthetisiert wurden. Dies sind Peroxisom-Proteine, die an einer physiologisch ungesunden Vermehrung von Fettzellen beteiligt sind und damit im gesamten Fettstoffwechsel eine Rolle spielen.

Lieber Kurkuma als Salz

- Bereits ein flach gestrichener Teelöffel Kurkuma pro Tag kann die Verdauung anregen, die Durchblutung fördern und den Fettabbau in Schwung bringen. Vorausgesetzt, man verzichtet weitgehend auf Kochsalz, dessen Bestandteile Natrium und Chlorid Wasser binden und möglicherweise für das Übergewicht vieler Menschen mitverantwortlich sind. Das Gewürz lässt sich für fast alle Speisen verwenden, für Soßen und Suppen ebenso wie für Fleisch-, Fisch- oder Reisgerichte.

- Curcumin unterbindet die Synthese von Fettsäuren und erhöht die Beta-Oxidierung, die Abbauprozesse von Fettsäuren im Körper. Der Physiologe Dr. Steven Smith vom Oakland Hospital Research Center in Kalifornien stellte fest, dass an diesen Vorgängen insgesamt sieben Gen-gesteuerte Enzyme beteiligt sind.

- Dr. E. M. Jang von der Abteilung für Ernährungswissenschaften der Sunchon-Nationaluniversität in Jeonnam (Südkorea) wollte ganz genau wissen, wie dynamisch Curcumin auf Fatburning-Prozesse wirkt. Weil Hamster einen sehr ähnlichen Fettstoffwechsel haben wie Menschen, verabreichte er diesen Nagetieren eine fettreiche Diät mit einem zusätzlichen Anteil von zehn Prozent Kokosfett, das fast ausschließlich aus gesättigten Fettsäuren besteht und zu den klassischen Dickmachern in der Küche zählt.

Dr. Jang mischte unter jeweils 100 Gramm Nahrung 0,05 Gramm Curcumin, also eine typische Gewürzmenge. Das Ergebnis war ausgesprochen erfreulich: Die Blutwerte von Fett, Gesamtcholesterin und Leptin sanken, einem Hormon, das vorwiegend von Fettzellen abgegeben wird und ein Indikator für einen entgleisten Fettstoffwechsel sein kann. Gleichzeitig erhöhte sich der Anteil von HDL (High Density Lipoprotein, dem »guten« Cholesterin). Dr. Jang: »Diese Ergebnisse zeigen auf, dass Curcumin deutlich fettsenkende Eigenschaften hat. Die Pflanzensubstanz erhöht die Blutkonzentrationen von Paraoxanase, einer Gruppe typischer Fatburning-Enzyme.«

Kurkuma: Der Schlankmacher in der Küche

Grundsätzlich unterstützt alles, was scharf schmeckt, die Fettschmelze. Gewürze und Kräuter verbessern die Nahrungsverwertung, machen gleichzeitig das Blut dünner, sodass die aus dem Nahrungsbrei im Darm gewonnenen Nährstoffe schneller und effizienter an ihre Zielorte, die Körperzellen, gelangen. Viel von dem gelben Geschmacksspender darf man nicht nehmen, höchstens eine Prise pro Gericht, weil die bitter-scharfen Inhaltsstoffe sonst zu sehr dominieren und damit möglicherweise den Eigengeschmack, zum Beispiel von Gemüse, überdecken.

Weil die Gelbwurz inzwischen auch bei uns endlich an Popularität gewinnt, gibt es sie auf Märkten oder in asiatischen Läden mitunter auch in frischer Wurzelform. Doch Achtung: Curcumoide sind so ganz nebenbei auch intensive Pflanzenfarben, die so ziemlich alles gelb färben, was mit ihnen in Berührung kommt: Hände, Schürzen, Küchenbretter, Holzlöffel usw. Am besten ist es, sich beim Einkauf von frischen Kurkuma-Wurzeln beim meist erfahrenen asiatischen Verkaufspersonal zu erkundigen, wie man mit der Wunderknolle am besten umgehen sollte.

Jung bleiben: Kurkuma
als Beauty-Droge

Der Natur liegt viel daran, dass alle ihre Lebewesen und Pflanzen ein Leben lang jung, schön und attraktiv bleiben. Hübsch und verlockend auszusehen ist nun mal ein Mittel, den geeigneten Fortpflanzungspartner anzulocken. Ganz egal, ob ein Pfau die Pracht seines bunten Gefieders ausbreitet, die Schuppenhaut einer Bachforelle schön bunt im Wasser glänzt oder Blüten von Wiesenblumen in verwirrender Vielfalt leuchten. Was reizvoll aussieht, ist begehrt – und darauf beruht eines der Prinzipien ewig sich wiederholender Reproduktion. Weil Schönheit und Jugend so wichtig sind, stattet die Natur ihre Pflanzen und Lebewesen auch mit dem nötigen Rüstzeug dafür aus, sich innerhalb der eigenen Art immer wieder behaupten zu können. Eine faltenfreie Haut, volles Haar, ein schlanker, muskulöser Körper sind ein genetisches Versprechen für jeden von uns. Verantwortlich für unser Aussehen ist unter anderem eine lange Reihe von Genen in unseren Chromosomen. Die müssen aber Tag für Tag aufs Neue aktiviert werden, denn Verjüngung und Regeneration sind biochemische Vorgänge, die durch gesunde Nahrung, ausreichend Sauerstoff, Wasser, Schlaf und Bewegung stimuliert werden. Dies demonstrieren uns die Tiere in freier Natur ebenso wie die Menschen von Naturvölkern, die nach wie vor im innigen Einklang mit ihrer Umgebung leben, mit dem Wald, den Feldern, dem Wasser, dem Wind oder dem Regen.

Von allen Pflanzen auf der Erde zählt auch die Kurkuma zu den Symbolen der Schönheit. Sie lockt mit dem unglaublichen Farbreiz ihrer üppigen rosafarbenen, weißen oder leuchtend roten Blüten, wie eine Königin der Blumenwiesen. Gleichzeitig steckt in ihren fleischigen Wurzel-Rhizomen, Stängeln und Blättern ein unvorstellbarer Reichtum an Molekülen, deren verschönende Wirkkraft der industriell hergestellter Chemieprodukte tausendfach überlegen ist. Naturkosmetik ist eben frei von Nebenwirkungen. Was hingegen in sterilen Labors mit lebensfeindlichen Synthetik-Duftstoffen und Konservierungssubstanzen vermengt wird, mit chemischen Azofarben und Nanopartikeln aus der Fabrik künstlich geschönt, kann uns manchmal auch eher alt aussehen lassen.

Kostbares Kurkuma

• Rund 400 verschiedene Inhaltsstoffe in der Wurzel wirken entgiftend, entzündungshemmend, und sie bringen den Kreislauf in Schwung – Voraussetzung für einen gut funktionierenden Stoffwechsel.

• Curcumin (chemisch: Diferuloylmethan) ist Hauptbestandteil. Etwa 70 verschiedene Curcumoide, chemische Derivate von Curcumin, helfen als Verbündete mit, Altersprozesse zu stoppen. Die wichtigsten von ihnen: Cyclocurcumin sowie Curcumin II und Curcumin III.

• Monoterpene wie Cineol schützen und reinigen Atemwege und Schleimhäute.

• Gingerole sind potente Heilwirkstoffe der Ingwerfamilie, zu der auch die Kurkuma gehört. Sie gehen bei Lagerung in Shoagole über, die sogar noch mehr Heilkraft entfalten können.

- Bisabolen stärkt Nervenkraft und Leistungsfähigkeit von Neuronen.

- Eine Reihe verschiedener Sesquiterpene, wie
  zum Beispiel die Farnesene, also antimikrobielle Substanzen, die Krankheitserreger
  abtöten, unterstützen das Immunsystem.

- Vitamin C ist bedeutendster Enzymrohstoff
  für die Synthese von jugendlichem Kollagen
  sowie von Hormonen und Immunsubstanzen.

- B-Vitamine bringen den Kohlenhydrat-,
  Fett- und Eiweißstoffwechsel in Schwung.

- Wertvolle ungesättigte Fettsäuren sind
  wichtiger Rohstoff für Haut, Haar und Nägel.

- Kalium pumpt Wasser in unsere Zellen,
  Magnesium sorgt für Zellenergie.

- Die Spurenelemente Eisen, Jod, Chrom,
  Mangan, Selen und Zink sind unerlässliche
  Verbündete bei der Synthese von Leben

spendenden Coenzymen, beim Stoffwechsel und bei der Abwehr von Keimen, Pilzen, Viren, Bakterien und anderen Parasiten.

Faltenfrei mit jugendlichem Bindegewebe

Was uns noch im Alter attraktiv macht, ist polsterndes Kollagen in der Dermis, der Hautschicht unterhalb der hornartigen Oberhautschicht, der Epidermis. Je mehr Bindegewebszellen, die Fibroblasten, hier aktiv sind, desto weniger haben Falten, Runzeln oder Krähenfüße eine Chance. Der Abbau von Kollagen ist allererstes Symptom für Altersprozesse, wenn die Haut dünn, welk und schlecht durchblutet ist. Dabei ist zu berücksichtigen, dass es in unserem Körper acht verschiedene Arten von Kollagen gibt, alle freilich mit einer ähnlichen Struktur. Bindegewebe schützt und polstert Organe, Gefäße, Gelenke und Knorpel. Da wird schon klar, dass ein Raubbau an Kollagengewebe überall im Organismus Probleme verursacht, meist begleitet von Schwächezuständen und Schmerzen.

Biologen sind immer wieder erstaunt, wenn sie das Bindegewebe von Tieren in freier Natur unter dem Mikroskop untersuchen. Was so sehr verblüfft, ist die Tatsache, dass sich das Kollagen von Jungtieren von dem älterer oder alter Tiere nicht oder kaum unterscheidet. Ein betagter, grauhaariger Alaskawolf verfügt immer noch über ein robustes Bindegewebe, das sich stets aufs Neue regeneriert. Uns Menschen fehlen aber oft die Biostoffe für das enzymatische Verknüpfen neuer Kollagen-Fasern, außerdem Wachstumsfaktoren für neue Fibroblasten. Während unser Kochsalz bei übermäßiger Verwendung die Verjüngung von Bindegewebe hemmt, stimulieren Gewürze – und insbesondere die Kurkuma – einen entsprechenden Neuaufbau. Deshalb zählt diese üppig-nahrhafte Wurzel zu den besten natürlichen Verjüngungsmitteln der Natur.

Was wir über unser Bindegewebe wissen sollten

- Ein Bindegewebsmolekül besteht aus 1000 Aminosäuren bzw. 16 000 Atomen. Diese Proteine sind spiralförmig verdreht, jeweils drei von ihnen sind ineinander verwickelt, ähnlich wie bei einem Seil. Diese reißfesten Fasern werden zusätzlich durch Elastinfäden zu einem nahezu unzerreißbaren Gewebe verschweißt.

- In diese Grundstruktur eingelagert ist eine Matrix aus sogenannten Proteoglykanen, Molekülen, die aus Eiweiß und Kohlenhydraten bestehen. Sie können ähnlich einem Schwamm Wasser aufsaugen und halten, bilden demnach das eigentliche Kollagen-Polster. Gesundes Bindegewebe ist stets sehr wasserreich.

- Enzyme aus den Rohstoffen Zink und Vitamin C verknüpfen die Aminosäuren Lysin und Prolin zu langen Ketten aus Polypeptiden, der Eiweißbaustein Cystein liefert zusätzlich die schwefelreiche »Dichtmasse«, die Kollagen geschmeidig macht und den Wasserhaushalt kontrolliert.

- Aktiviert durch hormonähnliche Wachstums-faktoren synthetisieren Fibroblasten unab-lässig neues Kollagen. Vitamin C liefert dafür nicht nur frische Enzyme, sondern ist auch am wichtigen Abbau verbrauchten Kollagens beteiligt. Je niedriger die Vitamin-C-Konzentra-tionen im Blut sind, desto weniger neues Bindegewebe kann entstehen.

- Genetischer Motor für die Synthese jugend-lichen Kollagens ist Zink. Zinkmangel ist weit verbreitet. Weil das Spurenelement auch Rohstoff bei der Herstellung von stimmungsauf-hellenden Neurotransmittern und Glückshor-monen ist, kommt es oft gleichzeitig zu einem Abbau von Kollagen und der Entwicklung mentaler Defizite. Nervlicher Stress ist deshalb ein schlimmer Kollagen-Räuber.

- Problem vieler vorzeitig gealterter Menschen ist ein stressbedingter Eiweißmangel. Das

Kollagen in unserem Körper stellt 25 Prozent der Protein-Reserven zur Verfügung. Weil unter Stress viel Körpereiweiß verbraucht wird, holt sich der Stoffwechsel die fehlenden Proteine unbarmherzig aus dem eigenen Bindegewebe. Dadurch wird vor allem das Beauty-Polster unterer Hautschichten ausgedünnt, zwangsläufig bilden sich Falten und Runzeln.

- Es wird bei körperlichem Stress belastet und abgebaut, dafür in Ruhephasen, speziell nachts im Schlaf, neu aufgebaut.

- Die Gewürze aus der Familie der Ingwergewächse, so auch die Kurkuma, eignen sich wie keine anderen pflanzlichen Produkte für die Neusynthese von Kollagen. Verantwortlich dafür ist eine Reihe verschiedener Faktoren.

Wie Curcumin unser Bindegewebe verjüngt

Diesem interessanten Forschungsgebiet widmet sich der Wissenschaftler Dr. Emilio Federico von der Washington University School of Medicine in St. Louis (US-Staat Missouri). Seine Erkenntnisse: »Chronische Entzündungen oder ein proteolytischer Abbau von Bindegewebseiweiß können durch Therapien mit Diferuloylmethan, also mit Curcumin, gehemmt werden. Das Kollagen-Elastin erhält eine festere Struktur, dies betrifft unter anderem auch die Gefäßwände.« Ein bestimmtes Protein mit der Bezeichnung Nuklearfaktor Kappa B (NF-kB) wirkt wie ein Schalter, der Entzündungsgene aktiviert. Er hat erheblichen Einfluss auf die körpereigene Synthese von entzündungsstimulierenden sogenannten Cyclooxygenasen-2. Der Nuklearfaktor ist seit Längerem dafür bekannt, dass er Altersprozesse beschleunigt. Biochemiker haben deshalb seit Langem versucht, diese Substanz im Stoffwechsel zu neutralisieren. Zunächst ohne Erfolg, jetzt jedoch scheint mit Curcumin ein Stoff identifiziert zu sein, der Kollagen-verjüngend wirkt bzw. die Synthesetätigkeit der Bindegewebszellen anregt.

Die Kurkuma-Rhizome enthalten viel Vitamin C und Zink, wichtigste Verbündete bei der Regeneration von Kollagen. Curcumoide tragen dazu bei, dass das Blut dünnflüssiger wird, deshalb mehr Nährstoffe schneller ins Bindegewebe transportieren kann. Hinzu kommt, dass die Kurkuma Wirkstoffe enthält, die die Belegzellen in der Magenschleimhaut zur Synthese und Abgabe von HCl (Salzsäure) anregen, wodurch die Säurewerte im Magensaft erhöht und auf diese Weise die Vorverdauung und Verwertung von Eiweiß erheblich verbessert werden. Dies ist eine unerlässliche Voraussetzung für die Verjüngung von Bindegewebe, das ja weitgehend aus Eiweiß besteht.

Kurkuma hilft bei Schuppenflechte

- Die sogenannte Psoriasis ist eine chronische Hautentzündung mit Symptomen wie Juckreiz, Rötungen, Schwellungen, Hautschuppen oder silbrigen Flechten. Sie tritt bevorzugt an Ellbogen, Knien, dem Rücken, Händen, im Gesicht, auf der Kopfhaut und an den Füßen auf. Wenn die Schuppenflechte Gelenke angreift, kann es zu Arthritis kommen, einer schmerzhaften Bewegungseinschränkung.

- Die Schuppenflechte ist nicht ansteckend und auch nicht Folge einer Infektion oder Allergie, dafür aber sehr wahrscheinlich genetisch bedingt. Verantwortlich für den Ausbruch der Krankheit sind T-Zellen im Immunsystem, die den Organismus vor Krankheitserregern schützen. Diese Immunsubstanzen werden dabei überaktiv und stimulieren weitere Immunantworten, was zu einer oft massiv ausufernden Synthese von entzündungsfreundlichen Prostaglandinen führt. Diese Gewebshormone in den Innenwänden der Gefäße sind letztlich die eigentlichen Verursacher entsprechender Autoimmunerkrankungen.

- Bei der Schuppenflechte gerät die Neubildung von Hautzellen außer Kontrolle. Bei gesunden Menschen dauert es etwa drei bis vier Wochen, bis neu gebildete Zellen ihren Weg aus tieferen Hautschichten in die äußeren Hautschichten finden. Bei der Psoriasis hingegen vollzieht sich dies innerhalb weniger Tage.

- Die National Psoriasis Foundation in Portland (US-Staat Oregon), eine der kompetentesten

Datenbanken für Schuppenflechte, stellt fest, dass Curcumin, sowohl als Lebensmittel wie auch als Medizin, die Symptomatik bei Schuppenflechte erheblich verbessern kann.

- Dermatologen empfehlen daher, das Kochsalz weitgehend durch natürliche Kräuter und Gewürze, vor allem durch schmeckende Wurzelprodukte wie Ingwer oder Kurkuma zu ersetzen.

Curcumin hält Haut und Haare jung

Alles, was uns jung hält, entstammt dem Reichtum pflanzlicher Wirkstoffe. Es ist also niemals der Verzehr von Fleisch oder Geflügel, der hübsch und attraktiv macht, sondern es sind ausschließlich Vitamine, sekundäre Pflanzenstoffe, Phytohormone, essenzielle Fettsäuren oder kostbare Enzyme, die von Pflanzenzellen in komplizierten metabolischen Prozessen synthetisiert werden. Besonderen Schutz beanspruchen unsere Schleimhäute sowie unsere Haut und unser

Haar, die unablässig mit der Außenwelt in Berührung kommen und damit dem permanenten Angriff von Xenobiotics ausgesetzt sind. Dies sind körperfeindliche Substanzen wie Schad- und Giftstoffe, Bakterien, Viren, Pilze oder Keime.

Zwei Biostoffe helfen als Verbündete mit, unser Haar und unsere Haut gesund und jung zu erhalten: Resveratrol und Curcumin. Resveratrol ist als Polyphenol wichtiger Schutzstoff in den Schalen und Samen von Trauben – einer der Gründe dafür, dass zum Beispiel Rotwein Blutgefäße kräftigen und einer Arteriosklerose vorbeugen kann. Im Doppelpack mit Curcumin sind die beiden Substanzen eine natürliche Waffe gegen vorzeitige Alterserscheinungen. Die Rolle von Curcumin besteht dabei darin, das Anti-Aging-Potenzial von Resveratrol zu erhöhen. In Studien stellte sich heraus, dass eine Kombination von Resveratrol und Curcumin die Symptome von Psoriasis abmildern und sogar Haarverlust stoppen kann. Je nach Disposition der Probanden können die beiden Pflanzenstoffe sogar das Ergrauen von Haaren stoppen und selbst neues Haarwachstum in der ursprünglichen Farbe stimulieren.

Curcumin: Naturkosmetik
selber machen

Synthetisch hergestellte Kosmetika können die Haut vielleicht kurzfristig straffen, schaden ihr aber über einen längeren Zeitraum. Der Grund: Enthaltene Duft- und Farbstoffe, Parabene, Bakterienkeime, Aldehyde, synthetische Terpene, Acrylamid usw. wirken als allergene Fremdstoffe, gegen die sich Hautzellen mit ihrem natürlichen Schutzfilm wehren. Genetisch sind dies für Hautzellen alles Fremdsubstanzen, sogenannte Xenobiotics, auf die sie mit den Mitteln ihres Immunsystems nicht antworten können, sie sind dagegen weitgehend wehrlos. Im Unterschied dazu setzt sich Naturkosmetik aus Pflanzen oder pflanzlichen Substanzen zusammen. Sie ist reich an Vitaminen, ätherischen Ölen, hochwertigen Fettsäuren, natürlichen Duftstoffen, sauberem Wasser usw.

Alle diese Substanzen sind den Hautzellen vertraut, im Laufe der biologischen Evolution über Millionen Jahre hat die Haut sich ihnen angepasst. Natürliche Biostoffe nimmt die Haut auf, sie durchdringen die Hornhautschicht der Epidermis und sickern wohltuend in tiefe Hautschichten ein. Curcumin wirkt dabei wie eine Art Katalysator, der den Effekt der Beauty-Stoffe vervielfachen kann. Eine natürliche Kurkuma-Gesichtsmaske kann man selber machen, sie glättet die Haut, löst hässliche Flecken auf, hilft gegen Akne, Pickel, Rötungen, Schwellungen und andere Hautunreinheiten.

Die Zutaten:

- 2 Teelöffel Mehl
- ¼ Teelöffel Kurkuma-Gewürz
- etwas Honig oder Ahornsirup
- Milch

Die Zutaten werden zu einer Paste vermischt. Wenn die Haut sehr trocken ist, kann man anstelle von Honig, Ahornsirup oder Milch auch ein gutes Pflanzenöl verwenden. Die Mischung wird dick auf Gesicht, Hals und Nacken aufgetragen und nach 20 Minuten mit den Fingern abgelöst. Danach wäscht man das Gesicht mit warmem Wasser. Die Haut fühlt sich im Anschluss an die Maske entspannt und gut durchblutet an.

Jung bleiben – länger leben

Curcumoide zählen zu den wirkungsvollsten natürlichen Jungmachern. Professor Akira Okada von der Universität von Osaka in Japan, als Biochemiker vertraut mit den uralten Heilritualen ayurvedischer Medizin, sagt: »Die Kurkuma ist so etwas wie ein Symbol der Fruchtbarkeit und Regeneration. Kein anderes Gewürz und kaum ein anderes pflanzliches Produkt verfügen über eine solche Heil- und Verjüngungskraft wie dieses Rhizom. Verantwortlich dafür ist der doppelte Wirkmechanismus. Einerseits unterstützen Curcumoide die Abspaltung von verjüngenden Nukleotiden aus dem Nahrungsbrei in unserem Darm. Andererseits haben diese Moleküle einen direkten Einfluss auf Transkriptionsfaktoren in unseren Zellkernen. Dort, in den Chromosomen bzw. Genen, entstehen ja unablässig neue Verjüngungsprozesse. Damit wir jung und aktiv bleiben, müssen unsere Zellen ständig repariert und erneuert werden.«

Zur Erläuterung: Alles, was in unserem Organismus geschieht, wird durch Gene bestimmt. Sie sind die heimlichen Manager unseres Stoffwechsels und unserer Gesundheit. Gene reagieren sensibel auf die Bestandteile der Nahrung, die wir zu uns nehmen, auf die Sauerstoffaufnahme durch Bewegung, auf Entspannung, auf Ruhephasen und Schlaf. Sie stellen uns also unablässig, in jeder Stunde und Minute auf äußere Begebenheiten und auf innere zellphysiologische Veränderungen ein. Sie werden von Biostoffen beeinflusst, wie Vitaminen, Eiweiß oder Spurenelementen, die wiederum durch andere Nährstofffaktoren im Stoffwechsel aktiviert werden und somit Einfluss auf die Arbeit der Gene in den Zellkernen nehmen. Dazu zählen in erster Linie Tausende von sekundären Pflanzenstoffen. Zu deren potentesten Vertretern im Umgang mit verjüngenden Genen gehören die Curcumoide aus den unvergleichlichen Rhizomen der Kurkuma-Wurzel.

Gene – das Biowunder in dir

- In jedem einzelnen unserer rund 70 Billionen Zellkerne stecken 23 Chromosomenpaare. 23 Chromosomen haben wir von unserem Vater geerbt, 23 von unserer Mutter. Je nach Phänotyp, der individuellen Ausprägung, dominieren in uns mütterliche oder väterliche Gene. Sie entscheiden darüber, ob wir dunkles oder blondes Haar haben, musisch oder eher technisch veranlagt sind, zu Übergewicht neigen oder ob wir schlank sind.

- Chromosomen sind spiralförmig verdrehte Fadenmoleküle, auf ihnen sitzen die Gene, die aus unterschiedlich langen Ketten sogenannter Purinbasen bestehen, Anordnungen von bestimmten Biostoffen, den Nukleotiden. Rund 30 000 aktive Gene beherrschen unseren Stoffwechsel, sie kontrollieren jeden Lidschlag, jeden Gedanken, jede Enzymtätigkeit im Verdauungsprozess, jedes Aufblühen von Glückshormonen oder den Aufbau von Muskeln und Bindegewebe.

- Gene wollen aber stets selbst gut gefüttert sein, damit sie diese mannigfaltigen Aufgaben in unserem Organismus wahrnehmen können. Immerhin müssen sie täglich Trillionen chemischer Stoffwechselreaktionen in unseren Zellen stimulieren. Weil sie selbst aus Nukleinsäuren bestehen bzw. deren kleinsten Einheiten, den Nukleotiden, brauchen wir viel gesunde Nahrung. Außerdem Stoffe, die mithelfen, Nukleotide aus dem Nahrungsbrei im Dünndarm herauszuspalten, wie zum Beispiel das Mineral Magnesium.

- Zu den wirkungsvollsten Hilfsstoffen zählen Kräuter mit hohen Anteilen an Scharfstoffen wie Alkaloiden, Phenolen oder Tanninen. Sie helfen schon im Magen bei der Vorverdauung und der späteren Freisetzung von Nukleotiden im Darm. Außerdem sind sie aktiv am Einbau dieser lebenswichtigen Zellkernbausteine beteiligt.

Das Stoffwechselgeheimnis

Ein US-Biophysiologe hat einmal gesagt: »Im Grunde vollzieht sich der Stoffwechsel von uns Menschen nicht anders als der in einem Baum. Eine Buche oder Tanne entzieht mit ihren Wurzeln dem Erdreich Wasser, das mit Nährstoffen gesättigt ist. Wir aber haben Beine und können unsere Nahrungsmittel suchen. Unser Darm aber wünscht sich dieselben Biostoffe wie alle Pflanzen in der Natur. Daraus formt unser

Stoffwechsel schließlich die Moleküle, die unsere Zellen lebendig erhalten.« Insgesamt – so schätzen Wissenschaftler – sind es rund 60 000 verschiedene Lebensmoleküle, die wir entweder unmittelbar als fertige Zellbausteine der Natur entziehen oder aus denen wir unsere Proteine, Enzyme, Hormone oder andere Substanzen synthetisieren.

Sämtliche dieser pflanzlichen Moleküle wirken gemeinsam, direkt oder indirekt, niemals isoliert in unserem Stoffwechsel. Wenn Wissenschaftler heute die Wunderwelt des Lebens erforschen, stellen sie fest, dass Moleküle oder Elemente wie Zink, Vitamin B_1, Kalium, Omega-3-Fettsäuren, Saponine, Glykoside, Vitamin C, Mangan, Glukose, einzelne Aminosäuren oder Bestandteile ätherischer Öle stets Teil eines Ganzen sind, aus dem wir unsere Fitness und unser mentales Glück beziehen. Jeder dieser rund 60 000 verschiedenen Pflanzenstoffe repräsentiert sich zwar in besonderen Aufgaben, hilft aber immer auch anderen Lebensmolekülen dabei, Wirkung im Stoffwechsel zu entfalten. Curcumin oder Curcumoide sind keine dominierenden Biostoffe in unserem Organismus, sondern sie zählen zu den besonders tüchtigen Helfern, die andere Substanzen bei deren metabolischen Arbeiten unterstützen. Sie verrichten ihren Beitrag zu unserer Gesundheit versteckt, heimlich, blieben in der westlichen Welt deshalb lange Zeit unbeachtet. Erst die High-Tech-Erkenntnisse der modernen medizinischen Forschung enthüllen jetzt die unbeschreibliche Qualität dieser einzigartigen Stoffe.

Curcumin und unsere Gene

Kurkuma erhält man als Gewürz im Lebensmittelhandel, Curcumin ist aber auch Bestandteil von Curry, dem es Schärfe, Geschmack und seine schöne gelbe Farbe verleiht. Eine Messerspitze Kurkuma oder Curry im Reis, in einer Soße oder im Salatdressing stimuliert in den Belegzellen unserer Magenschleimhaut die Abgabe von Magensäure, die einen pH-Wert von 1 bis 2 hat, demnach so scharf ätzend ist, dass sie Löcher in einen Teppich brennen könnte. Eine basische Schleimschicht schützt die Magenschleimhaut vor entsprechenden Säureangriffen. Magensäure besteht aus Salzsäure, Kaliumchlorid und Natriumchlorid. Sie aktiviert die Bereitstellung von Verdauungsenzymen und ist unverzichtbare Voraussetzung für eine optimale Eiweißverwertung.

Der Abbau von Nahrungsproteinen zu Eiweißbausteinen ist deshalb so wichtig, weil Aminosäuren Träger und Transportmittel für Spurenelemente sind. Während Vitamine von alleine ihren Weg durch die Darmschleimhaut ins Blut und damit zu ihren Zielorten, den Zellen, finden, brauchen Jod, Eisen, Mangan, Selen, Kupfer, Zink oder Chrom winzige Molekülschiffchen, auf denen sie ihre Reise in die Blutbahnen unternehmen können. Curcumin bringt also als Säurelocker nicht nur den Eiweißstoffwechsel in Schwung, sondern hilft auch bei einer optimalen Versorgung mit Spurenelementen mit. Was ebenfalls ganz wichtig ist: Das Mineral Kalzium und das Spurenelement Eisen müssen durch Magensäure ionisiert, also aufgespalten und aufgeladen werden, um im Stoffwechsel wirksam werden zu können. Curcumin bzw. Curcumoide aus dem Kurkuma-Rhizom bereiten demnach bereits im Magen die Bioverwertbarkeit lebensnotwendiger Nährstoffe vor.

In dem großen wässrigen Inneren jeder Zelle, dem sogenannten Zytosol, werden in Ribosomen Aminosäuren zu Zellproteinen zusammengeknüpft. Solche Proteine bestehen aus nur wenigen solcher Eiweißbausteine, manche aber auch aus Hunderten oder gar Tausenden Aminosäuren. Die Ribosomen, die bakterienwinzigen Werkstätten, rekrutieren für diese Arbeit Hilfsstoffe, zum Beispiel Spurenelemente, Vitamine, Enzyme oder Hormone. Bestimmte Faktoren,

die Stringent Factors, überwachen stets ganz pinge-
lig, ob auch ausreichend solcher Stoffwechselheinzel-
männchen in der Zelle vorhanden sind. Wenn etwa
Vitamin C, Zink, Magnesium oder Mangan fehlen,
melden sie dies den Genen im Zellkern – und die
stoppen daraufhin Herstellungsprozesse für betrof-
fene Zellproteine. Kurkuma-Substanzen helfen tat-
kräftig mit, Zellen mit Biostoffen zu füttern. Gene
erteilen dann über sogenannte Transkriptionsfaktoren den Auftrag, neue Zellproteine zu synthetisieren.
Dies hält die Zelle jung und leistungsfähig – und
damit natürlich auch den gesamten Organismus.

Fitness: Body-Shaping mit Kurkuma

Der Begriff Wunderdroge mag übertrieben sein –
doch in zahlreichen neuen wissenschaftlichen Studien gibt die Kurkuma-Wurzel nach und nach ganz
erstaunliche Geheimnisse preis. Sie gilt inzwischen
als einer der wirkungsvollsten Stoffwechselmotoren
in der Natur. Hobby- und Leistungssportler nehmen
Kurkuma, Ärzte empfehlen das Gewürz, in Fitness-
studios wird es längst empfohlen, um Knochen zu
kräftigen, sportbedingte Entzündungen abzubauen und

Muskeln schneller wachsen zu lassen. Die renommierte Curcumin-Forscherin Dr. Janet Funk von der Universität von Arizona sagt dazu: »Die meisten Apothekenprodukte haben ihre Vorbilder in der Natur, wie zum Beispiel Morphium, das aus Opium entsteht, Cholesterinsenker wie Lovastatin werden aus Pilzen gewonnen, Penicillin aus Schimmel, Aspirin aus der Weidenrinde.« Nun gilt Curcumin als neuer Hoffnungsträger, insbesondere bei der Behandlung entzündlicher Beschwerden von Knorpeln, Knochen, Gelenken oder Muskeln.

Das amerikanische *Journal of Food Chemistry and Agriculture* veröffentlichte Ergebnisse über Behandlungserfolge von Curcumin bei Osteoporose. Demnach können Kurkuma-Wirkstoffe bei entsprechend disponierten Frauen nach der Menopause Östrogen-Defizite teilweise ersetzen und auf diese Weise einem Knochenschwund vorbeugen und ihn auch stoppen. Bei diesen biochemischen Mechanismen spielen offenbar auch Cytokine eine Rolle, wie zum Beispiel Interferone oder Interleukine als Mediatoren im Immunsystem. Wie dies im Knochenstoffwechsel genau funktioniert, ist noch nicht eindeutig geklärt. Therapieerfolge mit Curcumin decken sich jedoch weitgehend mit Überlieferungen aus früheren Jahrhunderten ayurvedischer und fernöstlicher Medizin.

Muskeln verjüngen

- Gemeinsam mit den Knochen bilden Muskeln das Gerüst für unsere körperliche Existenzfähigkeit. Unsere Muskeln haben einen regen Stoffwechsel, zu dem Zweck müssen sie unablässig mit Biostoffen gefüttert werden, vor allem mit Eiweiß, Glukose, Wasser und Dutzenden Mineralstoffen. Weil sie viel bewegt werden, benötigen sie viel Energie. Die beziehen sie aus Blutzucker, bei anhaltender Belastung aber aus dem Rohstoff der Triglyzeride, die aus gesättigten Fettsäuren rekrutiert werden.

- Weil unsere Muskeln so viel von ihrem Lieblingsfutter beanspruchen, muss das Blut dünnflüssig sein, damit Nährstoffe schnell und problemlos zu ihnen gelangen. Fehlernährung führt jedoch dazu, dass sich Blut verdickt, weil sich zum Beispiel zu viele Blutplättchen bilden, zusätzlich sind Arterien dann häufig durch Ablagerungen verengt.

- Dann können Muskelzellen nicht mehr ausreichend mit Nährstoffen versorgt werden. Erste Warnzeichen können Prickeln oder Taubheitsgefühle in Extremitäten sein oder auch rasche Ermüdbarkeit, etwa bei Wanderungen oder körperlichen Tätigkeiten. Auch ein erhöhter Blutdruck kann Warn- symptom für Mangeldurchblutung sein.

- Der bei uns übliche hohe Salzkonsum führt dazu, dass Muskelzellen Wasser entzogen wird. Damit bauen Muskeln gleichzeitig Glukose ab, deren Moleküle jeweils an drei Wasser- moleküle gebunden sind. Als Folge davon fühlen sich Muskeln, zum Beispiel der Bizeps in den Oberarmen, schlaff und schwach an.

- Alles, was scharf schmeckt, hilft mit, Blut dünnflüssiger zu machen und damit die Blutzirkulation zu beschleunigen. Deshalb gelten Gewürze wie Knoblauch, Zwiebeln, Paprika, Curry oder Chili traditionell seit Jahrhunderten als Mittel zur Vorbeugung gegen Durchblutungs- störungen, Bluthochdruck oder Konzentrations-

schwäche. Eine bedeutende Rolle kommt dabei
auch hier der Kurkuma zu.

Kurkuma: Glückshormone, gute Nerven und mentale Fitness

Zu den faszinierendsten Geheimnissen der Natur zählt
die »Sprache der Pflanzen«. Es ist keineswegs so, dass
ausschließlich Tiere oder Menschen über ein Bewusstsein verfügen. Blumen, Kräuter, Sträucher, Farne oder
Bäume müssen sich im ewigen Existenzkampf ebenso
behaupten und fortpflanzen wie Vögel, Fische, Leo-
parden oder auch Mikrolebewesen wie Pilze, Keime,
Bakterien oder Viren. Weil sie über keine Beine oder
andere Bewegungshilfen verfügen, sondern standhaft
aus ihren Wurzeln heraus wachsen, entwickelten sie
im Laufe der biologischen Evolution, über Milliarden
von Jahren hinweg, andere Mechanismen. So synthetisieren Pflanzen zum Beispiel hundertmal mehr Hormone als wir Menschen. Wenn wir nachts nur abso-
lute Finsternis wahrnehmen, fangen Gräser, Algen
oder selbst das Plankton im Meer bereits die ersten

zaghaften Photonen der Morgensonne auf. Sie wissen, dass der Tag beginnt – und richten sich darauf ein.

Ein Rätsel ist immer noch, auf welche Weise Gedanken, also abstrakte Vorgänge, biochemische Reaktionen in unserem Körper auslösen können. Wir freuen uns über den Anblick eines Kindes, werden durch liebevolle Worte emotional berührt. Der Duft unserer Leibspeise löst eine verführerische Reaktion aus, der feine Geschmack exotischer Kräuter wie Anis, Koriander oder Safran stimuliert eine biochemische Reaktion in unserem Stoffwechsel. Selbst wenn wir ein fesselndes Buch lesen, entstehen chemische Reaktionen, die auf körperliche Weise Angst, Entzücken, Freude oder Hoffnung auslösen. Biowissenschaftler sind jetzt einem Geheimnis auf der Spur: Pflanzliche Moleküle helfen mit, in Gehirn und Nervensystem Zellantworten auszulösen, kognitives Informationsmaterial, das unser gesamtes vegetatives Nervensystem beherrscht. Eine Sonderrolle spielen dabei mehrfach ungesättigte Fettsäuren sowie Duftstoffe und andere Mikrobestandteile in ätherischen Ölen, die von Blumen und Kräutern produziert werden. Einen bedeutenden Reichtum an diesen Psychohormonen und -molekülen spendet uns auch die Kurkuma.

Jeder von uns verfügt über etwa 200 Milliarden Nervenzellen im Körper und 100 Milliarden Neuronen im Gehirn. Die sind wiederum eingebettet in rund 800 Milliarden sogenannte Glia-Zellen, dies sind Schutz- und Versorgungszellen, aus denen die eigentlichen Neurone ihre Nährstoffe beziehen. Die Blut-Hirn-Schranke panzert das Gehirn, lässt ausschließlich Moleküle zu, die das Gehirn für seinen Stoffwechsel benötigt. Und unsere Denkneuronen sind unersättlich, Tag und Nacht aktiv, sie beanspruchen bis zu einem Viertel aller Nährstoffe, die wir zu uns nehmen. Ein ungehinderter Blutfluss ins Gehirn ist demnach Voraussetzung für mentale Fitness. Und diesen Spezialjob verwalten Phenole und andere sekundäre Pflanzenstoffe, die schon in jedem Gänseblümchen, jeder Erle am Bachufer oder jedem Wüstengras das feine Venennetz offenhalten und somit die zügige Passage von Nährflüssigkeit zu den einzelnen Pflanzenzellen sicherstellen.

Das Gehirn ist Herzstück unserer Gefühle und Hauptquartier aller körperlichen Handlungen. Je nach Hirnregion haben Neuronen ein anderes Aussehen, in ihrer Grundstruktur sind sie jedoch alle gleich. Die Fähigkeit zu lernen und Sinneswahrnehmungen zu speichern macht das Gehirn so einzigartig. Das Organ wiegt bei Frauen rund 1254 Gramm, bei Männern 1375 Gramm und besteht zu einem erheblichen Teil aus Fettgewebe. Versorgt wird es aus der Hirnflüssigkeit, die die Gewebespalten ausfüllt. Diese Flüssigkeit liefert Biostoffe und Sauerstoff an und transportiert Zellmüll ab, wie zum Beispiel Kohlendioxid oder andere Abfallprodukte. Als elektronische Schaltstelle zwischen Gedankenwelt und allen Körperzellen ist das Gehirn besonders verletzlich. Zellwände feinster Hirnkapillaren sind undurchlässig miteinander verschweißt, mit lediglich extrem winzigen Poren versehen. Große Schwankungen in den Konzentrationen von Eiweiß, Mineralien oder anderen Stoffen sind deshalb im Gehirn kaum möglich. Weil das Gehirn viele Fettsubstanzen benötigt, finden Lipidsubstanzen wie Alkohol oder Nikotin rascheren Zugang. Daraus erklärt sich die sekundenschnelle Wirkung dieser Giftstoffe. Das Gehirn bildet mit unserem Rückenmark und dem Nervensystem eine untrennbare Einheit.

Empfindliches Gehirn

Das Älter- und Altwerden beginnt im Gehirn. Die rund 100 Milliarden Neuronen sind über Dendriten zu einem unendlich reichen Labyrinth an Verästelungen vernetzt. Diese feinen, fadenartigen Nervenzweige sind – wie alle anderen Nerventeile im Körper – mit einem Schutzgewebe aus Phospholipiden und anderen hochwertigen Fettstoffen umwickelt. Lezithin oder Phosphatidylcholin sind solche kostbaren Lipidmoleküle, die zu den hochwertigsten Naturprodukten überhaupt zählen. Sie sind aber auch sehr empfindlich gegenüber freien Radikalen, werden demnach bei einem zu schwachen Immunsystem rasch zerstört. Phospholipide regulieren in Pflanzenzellen das Wachstum, funktionieren – neben ihrer Fähigkeit als Isolationsmaterial für Neuronen – auf ähnliche Weise auch in unserem Gehirn. Wenn sie fehlen, bauen sich sogenannte Myelin-Anteile im Gehirn ab, und es altert rasch. Dann kann es geschehen, dass man von einer Woche auf die andere unerklärliche Symptome von Vergesslichkeit und Konzentrationsschwäche entwickelt.

Kurkuma-Power fürs Gehirn

• Wenn Babys zur Welt kommen, und auch in den Kindheits- und Jugendjahren, synthetisiert ihr Gehirn sehr viel Myelin, um die wachsende Masse an Gehirnzellen samt ihren Verästelungen zu versorgen. Dieses Myelin entsteht aus den versorgenden Glia-Zellen, als Isolierung um die Axone, die Verbindungen unter den Hirnzellen. Um ein Leben lang geistig fit zu bleiben, müssen diese Myelin-Schichten gesund sein. Mitunter sind Gehirnzellen mit bis zu hundert Lagen Myelin-Masse umpackt.

- Myelin ist so etwas wie ein Indikator für mentale Jugendlichkeit. Die Substanz ist weiß, deshalb wird vom Gehirn auch oft als »weiße Masse« gesprochen. Myelin besteht zu 40 Prozent aus Wasser, die Trockenmasse zwischen 70 und 85 Prozent aus Fett, sowie 15 bis 30 Prozent aus Proteinen. Eigentliche Basissubstanz ist ein Glykolipid (eine Kombination aus Kohlenhydraten und Fett) mit der Bezeichnung Galaktozerebrosid.

- Eine der Hauptaufgaben von Myelin ist es, das Tempo bei der Signalübertragung zwischen Gehirnzellen zu beschleunigen. Je mehr Myelin, desto schneller denken wir, fassen wir Beschlüsse, desto energischer bewältigen wir die Herausforderungen des Stressalltags.

- Was ganz wichtig ist: Myelin, diese unendlich feine Komposition aus hochwertigen Lipiden und Eiweiß, konserviert elektrische Kräfte in den Neuronen, lässt sie nicht entweichen. Die Substanz erhöht den Widerstand der Zellmembran gegen ein solches Entweichen um das 5000-Fache. Viel Myelin bedeutet also gleichzeitig wieder: Unser Nervenpotenzial bleibt beständig auf hohem Niveau.

- Die sogenannte Demyelinisierung, der Myelin-Abbau, führt zwangsläufig zu mentalen Problemen, längerfristig möglicherweise bis hin zu neurodegenerativen Autoimmunerkrankungen, wie zum Beispiel Multipler Sklerose oder der Alzheimer-Krankheit. Wenn Myelin ausdünnt, können Signalübertragungen entlang der Nervenbahnen gestört sein oder ganz unmöglich werden. In solchen Fällen verkümmert und stirbt die Nervenzelle.

- Die gute Nachricht: Curcumin bzw. Curcumoide und andere Biostoffe aus der Kurkuma-Wurzel können mithelfen, dass sich Myelin-Schichten nicht vorzeitig abbauen und unsere Hirnregionen bis ins hohe Alter leistungsfähig bleiben. Von extremer Bedeutung ist dabei der Sauerstoffschub ins Gehirn, der durch Kurkuma-Substanzen begünstigt wird.

Bis zum Beginn des neuen Jahrtausends galt unter Neurophysiologen der Grundsatz, dass einmal abgestorbene Dendriten oder Axone nicht mehr wieder entstehen können. Moderne Forschungsergebnisse weisen jedoch Wege auf, dass dies doch möglich ist, dass demnach demenzähnliche Erkrankungen gestoppt oder sogar geheilt werden können. So pflanzen etwa Neurochirurgen sogenannte Oligodendrozyten-Rohstoffzellen in das Zentralnervensystem ein, um beschädigtes Myelin mithilfe bestimmter Antikörper zu regenerieren. Andere Neurowissenschaftler wiederum setzen auf Therapien mit Acetylcholinesterase-Hemmern, die den Abbau von Acetylcholin im Gehirn stoppen. Zur Erläuterung: Acetylcholin ist ein Neurotransmitter, der cholinerge Neuronen besetzt und befeuert und auf diese Weise für mentale Leistungskraft sorgt. Bewiesen ist, dass unter Umständen

abgestorbene Dendriten wieder neu sprießen können, wenngleich in einem verminderten Umfang.

Curcumin und Sauerstoff
für gesunde Hirnzellen

Mit ihrem enormen Dauerbedarf an Sauerstoff stellen
unsere rund 100 Milliarden Hirnneuronen nicht gerade
bescheidene Ansprüche. Bei einem Waldspaziergang in
gesunder, sauerstoffreicher Luft beansprucht unser Gehirn jeweils ein Viertel des eingesaugten Lebenseli-
xiers. Betrüblich sieht es in geschlossenen Räumen aus.
Hier beträgt die Sauerstoffsättigung oft gerade mal 20
oder 30 Prozent der physiologisch gesunden natürlichen Sauerstoffverhältnisse. Da müsste unsere arme
Lunge zu jedem Zeitpunkt dreimal so oft ein- und aus-
atmen, um den Sauerstoffbedarf zu decken. Weil dies
gar nicht möglich ist, sind Sauerstoffkonzentrationen
zu niedrig, das Gehirn entsprechend unterversorgt.
Mithilfe übertriebener Versprechungen vertreibt die
Pharmaindustrie deshalb Produkte, die den Hirnzellen mehr Sauerstoff liefern sollen, wie zum Beispiel
Gingko biloba, das aber meist nicht hilft, weil die Fähigkeit zu Sauerstoffaufnahme und -transport fehlt.

Hingegen sind Kurkuma-Bestandteile in der Lage, wirklich zu helfen, weil sie Entzündungsprozesse im Gehirn rechtzeitig blockieren können. Sie haben Einfluss auf die Bildung von Zytokinen, dies sind Botenstoffe im Körper, die Immunantworten koordinieren. Unter ihnen gibt es proentzündliche und antientzündliche Zytokine, die in ihrer Balance für eine gesunde Homöostase sorgen, ein Gleichgewicht im Immunsystem. Zunächst bekämpfen solche Zytokine aufkommende Entzündungen. Es kann aber auch sein, dass sie im Abwehrkampf überhand nehmen. Dann kann es zu autoimmunen Entgleisungen kommen. Curcumin kann einem solchen Prozess begegnen und Hirnzellen entsprechend schützen. Eine zweite, mindestens ebenso bedeutende Funktion hat Curcumin bei der Sauerstoffversorgung des Gehirns.

Nervenpower aus der Natur

- Kurkuma-Extrakte können Sauerstoffwerte im Blut innerhalb einer Stunde nach der Aufnahme deutlich verbessern. Dies insbesondere dann, wenn die Lungen in frischer Luft viel Sauerstoff tanken können.

- Zunächst regen sie im Magen die Produktion von Magensäure an, wodurch das Spurenelement Eisen ionisiert, also gelöst und somit im Stoffwechsel verwertbar gemacht wird. Gleichzeitig wird das arterielle Blut dünnflüssiger, die Zirkulation kommt in Schwung.

- Ein wichtiger Vorgang, denn so können Eisen und rote Blutkörperchen in der Lunge mehr Sauerstoffmoleküle aufnehmen und in die Hirnzellen einschleusen.

- Bereits Sekunden nach einem Sauerstoffschub ins Gehirn blühen in Hirnzellen neue sogenannte Mitochondrien auf, Energiebrennkammern, in denen Glukose zu Energie verheizt wird. Bereits bestehende Mitochondrien vergrößern sich, werden üppiger und damit leistungsfähiger. Die Hirnleistung steigt, man fühlt sich mental fitter.

- Hinzu kommt, dass Hirnzellen jetzt auch mehr Neurotransmitter synthetisieren, stimmungsaufhellende Botenstoffe bzw. Glückshormone wie Noradrenalin, Dopamin oder Serotonin, die vorwiegend aus Eiweiß bestehen. Curcumin bzw. die Gesamtkombination aller Kurkuma-Ingredienzen sorgen ja auch für mehr Magensäure und somit für eine bessere Verwertung von Nahrungsproteinen.

Curcumin für mehr Glückshormone

Im Oktober 2010 überraschte der indische Biophysiologe Dr. Shrinivas Kulkarni von der Abteilung für klinische Pharmakologie der Panjab Universität mit dem Studienergebnis, dass Curcumin eine erhebliche Rolle im serotonergen System im Gehirn und somit bei der Synthese von Serotonin spielt, dem vielleicht wichtigsten Glücksboten in unserem Nervensystem. Die Studie wurde im Fachjournal *Psychopharmacology* veröffentlicht. Sie stellt zur Diskussion, ob Curcumin möglicherweise in Zukunft therapeutisch bei der klinischen Behandlung von depressiven Verstimmungen oder Depressionen eingesetzt werden kann. Dr. Kulkarni: »Curcumin wird seit Urzeiten bei der Behandlung diverser Beschwerden eingesetzt. Gemeinsam mit anderen natürlichen Substanzen kann der Wirkstoff Serotonin-Konzentrationen erhöhen und somit die Stimmungslage verbessern. Zusätzlich potenziert wird die pharmakologische Wirksamkeit durch Piperin, ein weiteres Pflanzenprodukt, das die Bioverwertbarkeit erhöht.« Piperin ist ein Alkaloid, das (gemeinsam mit Capsaicin) dem Gewürz Pfeffer seine Schärfe verleiht. Der indische Biochemiker Dr. G. Shoba vom St. John's Medical College in Bangalore fand heraus, dass Piperin die Wirkkraft von Curcumin in unserem Organismus um 2000 Prozent verstärken kann. Laut Dr. Shoba wird Curcumin vergleichsweise schnell in Leber und Darmschleimhaut abgebaut. In Humanuntersuchungen stellte sich heraus, dass Curcumin als Einzelgabe Serumkonzentrationen weitaus weniger erhöht, als wenn gleichzeitig Piperin verabreicht wird. Offenbar genügt es, wenn Curcumin zusammen mit schwarzem Pfeffer eingenommen wird. Dr. Kulkarni: »Curcumin und Piperin sind als Psychodroge in Kombination eine sinnvolle und potente natürliche Alternative bei der Behandlung von Depressionen.«

Gesund mit Kurkuma

In der Natur gilt seit Millionen von Jahren das Prinzip, dass Nahrungsmittel gleichzeitig auch Arzneimittel sind. Was aus dem Erdboden wächst, sättigt und beugt gleichzeitig Beschwerden vor. Kohlenhydrate und Fett versorgen den Organismus mit Energierohstoff, andere Biostoffe wiederum kräftigen das Immunsystem. Dieses Abwehrbollwerk besteht aus Milz, Lymphsystem, weißen Blutkörperchen, Hormonen, speziellen Enzymen und zahlreichen anderen Wirkstoffen. Es wird ausschließlich aus pflanzlichen Substanzen aufgebaut, das Pflanzenreich ist also Garant für unsere Gesundheit. Als Teil des Ganzen sind auch wir eingebettet in die Natur und beziehen unsere Abwehrkräfte ausschließlich aus Pflanzen, egal ob es sich um Vitamine, Spurenelemente, sekundäre Phytostoffe oder Hormone handelt.

Unter den Biostoffen aus dem Pflanzenreich gibt es wiederum solche, die als Hilfskräfte am Aufbau von Zellproteinen beteiligt sind oder die mithelfen, den Kohlenhydratstoffwechsel so richtig schön in Schwung zu bringen. Andere wieder wirken beruhigend auf Nerven oder füttern unsere rund 70 Billionen Körperzellen mit kostbarem Nährwasser. Und dann gibt es wieder Hunderte oder gar Tausende Pflanzenstoffe, die unser Immunsystem benötigt, damit es uns vor Krankheitserregern aller Art schützen kann. Dies sind fast immer Moleküle, die schon in der Pflanze alles Feindliche abwehren oder abtöten. Wenn sie über die Nahrung in unseren Körper gelangen, verrichten sie ihre schützende Aufgabe auf dieselbe Art und Weise weiter. Dazu zählen vor allem scharfe Kräuter und Gewürze wie Paprika, Pfeffer oder Chili. Und an vorderster Front die Mitglieder der Familie der Ingwergewächse, zu denen als potenteste Vertreterin die Kurkuma gehört.

Die gelbe Arznei fürs Immunsystem

Die Kurkuma synthetisiert als orange-gelben Hauptbestandteil die Substanz Curcumin, die chemisch auch
als Diferuloylmethan katalogisiert wird. Sie ist eine
im Erdreich schlummernde Arznei, auf die alle Tiere
oder Mikrolebewesen in subtropischen Regionen Zu-
griff haben, Wildschweine ebenso wie Maulwürfe,
Raupen ebenso wie Bakterien. Medizinmänner frühe-
rer Jahrhunderte oder Jahrtausende haben ihre kräftigen Rhizome als Allheilmittel entdeckt, die ayurve-
dische Medizin Indiens ebenso wie andere asiatische
Heilverfahren wie TCM, Kampo, Bön-Therapien der
Schamanen oder auch ganz primitive Heilkünste ein-
facher Stammespopulationen in Thailand, Vietnam oder
Indonesien.

Der bedeutende Unterschied zwischen unserer und
der traditionell fernöstlichen Behandlungslehre besteht darin, dass es bei uns vorwiegend bereits bestehende oder ausgebrochene Beschwerden und Krankheiten sind, die Patienten in die Arztpraxen führen,
in der asiatischen Urmedizin hingegen *vorbeugend*
therapiert wird. Die Natur macht es vor: Tiere suchen frühzeitig Immunhilfe durch den Verzehr von
Heilpflanzen. Vorbeugung statt Heilung, so lautet das
Prinzip. Wenn ein Reh, eine Amsel, eine Wühlmaus

oder selbst eine Hauskatze bereits ernsthaft krank ist, ist eine Heilung oft nicht mehr möglich. Dieses Prinzip der Vorbeugung durch immunkräftigende Pflanzenstoffe zieht sich seit vielen Jahrhunderten durch die Heilverfahren sämtlicher Völker, sowohl in Asien als auch in Südamerika oder Afrika. Der eigentliche Hintergrund: Aufwendige Therapien, Operationen, Reha-Maßnahmen, High-Tech-Medikamente usw. gab es seinerzeit nicht. Präventiv oder verhütend behandelt wurden Familienmitglieder bereits bei den ersten Warnsymptomen einer Krankheit. Allein schon deshalb war die Grundmaxime uralter Naturverfahren unserem heutigen Gesundheitssystem überlegen.

Immunwaffe Curcumin

- In den letzten Jahren hat sich unter Biophysiologen die Erkenntnis etabliert, dass der Wirkstoff Curcumin bzw. die Curcumoide aus dem Kurkuma-Rhizom eine im Pflanzenreich unvergleichliche immunologische Potenz haben.

- Der Wirkstoff kann die Schlagkraft von T-Lymphozyten (T-Zellen) erhöhen, weißen Blutkörperchen, die im Knochenmark erzeugt werden und in der Thymus-Drüse ausreifen. Sie überwachen und registrieren Veränderungen auf den Schutzmembranen von Körperzellen. Derlei Veränderungen können beispielsweise durch Viren oder Bakterien verursacht werden.

- Curcumin beeinflusst auch die Funktion der B-Lymphozyten (B-Zellen) in unserem Immunsystem. Diese weißen Blutkörperchen entstehen im Knochenmark, sie zeichnen sich dadurch aus, dass sie als einzige Immunzellen Antikörper bilden können. Sie werden durch Antigene aktiviert, körperfremde Eindringlinge in unseren Organismus. Jeder von uns verfügt über rund 60 Milliarden B-Zellen, die wiederum spezifisch auf unterschiedliche Antigene reagieren.

- Auch die Makrophagen werden durch Curcumoide stimuliert. Sie gehören ebenfalls

zu den weißen Blutkörperchen, den Leuko-
zyten, es sind Fresszellen, die Viren oder
Bakterien erkennen, umschließen und abbauen.

- Sogenannte Neutrophile spielen mit einem
  Anteil von der Hälfte bis zu zwei Dritteln aller
  weißen Blutkörperchen eine besondere Rolle
  beim Kampf gegen Krankheitserreger aller Art.
  Als Fresszellen können sie ebenso Mikroorganismen zerstören. Bei einer Infektion suchen sie
  über den Blutkreislauf den Ort der Entzündung
  auf und verdauen die bösen Krankheitserreger
  ganz einfach. Auch diese Neutrophilen sind
  seit Hunderten von Millionen Jahren bewährtes
  Heilmittel für alle Tiere. Ihr Potenzial wird
  durch Heilkräfte in der Kurkuma verstärkt.

- Dann gibt es auch noch die Killer-Zellen, die
  bereits erkrankte Zellen erkennen und
  zerstören, sodass von ihnen im Organismus
  kein Schaden mehr ausgehen kann. Sie werden
  ebenso durch Curcumoide geweckt und in
  ihrer Abwehrfunktion gekräftigt wie sogenannte
  dendritische Zellen, die in jüngster Zeit die

Neugierde der Immunforscher auf sich ziehen.
Sie sitzen vorwiegend in der Haut oder in
Schleimhäuten, also überall dort, wo krankheitserregende Eindringlinge als Erstes
landen. Sie wirken hauptsächlich als Boten
in unserem Immunsystem, als Koordinatoren
der unterschiedlichsten Abwehrkräfte
und werden ebenfalls durch Curcumin bzw.
Curcumoide potenziert.

Immunsymbol Kurkuma

Die erstaunlichen Wurzelsubstanzen können aber
noch mehr. Wie heimliche Manager des Immunsystems senken sie in den Chromosomen der Zellkerne
die genetische Ausprägung entzündungsfreundlicher
Zytokine, die unser Immunsystem stören. Curcumin
beeinflusst auch sogenannte Chemokine, Signalpro-
teine, die eine bedeutende Rolle in unseren zelleige-
nen Schutzmechanismen spielen. Alle neuen immu-
nologischen Erkenntnisse über Curcumin-Wirkstoffe
vermitteln Hoffnung für neue Therapieprinzipien bei

Krankheiten wie Allergien, Asthma, Arthritis und anderen Entzündungen.

Derlei neu entdeckte Qualitäten machen die Kurkuma gewissermaßen zum therapeutischen Geheimtipp und zum Symbol für die Heilkraft der Natur überhaupt. Was auf Feldern und Wiesen, an Bächen oder in Wäldern, auf Bergen oder im Ozean an Pflanzen wächst und heranreift, ist ja ohnehin nicht nur Nahrung, sondern auch geballte Ladung Immunkraft. Dies ist kein Zufall. Im Laufe der biologischen Evolution hat sich der Stoffwechsel aller Tiere, winzigster Mikroben oder riesiger Elefanten, am Einfluss der Pflanzenstoffe orientiert und aufgebaut. Weil Pflanzen Vitamin B_3 synthetisierten oder das Spurenelement Eisen in ihren Zellen speicherten, haben Tiere – und später auch wir Menschen – im langen Lauf ihrer Entwicklung diese Biostoffe als nützlich für ihr eigenes Immunsystem verwertet und in das Abwehrsystem ihres Stoffwechsels genetisch fest und unveränderlich einprogrammiert. Die Kurkuma wird auf diese Weise zum prägnanten Beispiel dafür, wie untrennbar Pflanzen, Tiere und Menschen eine Einheit bilden.

Curcumin: Neues aus der Welt der Wissenschaft

Kaum ein anderes Pflanzenprodukt ist derzeit so ergiebig wie Curcumin und die rund 80 mit ihm verwandten Phytosubstanzen. Wissenschaftler in aller Welt sind immer wieder überrascht, welche Geheimnisse sich der Zauberknolle entlocken lassen. Und sie machen sich dann selbst daran, das Wurzel-Rhizom genauer unter die Lupe zu nehmen. So kommt es ständig zu neuen zellwissenschaftlichen Überraschungen, die vielen kranken Menschen neue Hoffnung vermitteln.

- Die Wissenschaftlerin Dr. Elisabeth Balogun von der Abteilung für Gefäßbiologie am Northwick Park Institute für Medizinforschung in Harrow, Middlesex (England), hat das Geheimnis eines versteckten genetischen Vermittlungsfaktors mit der Bezeichnung Nrf2 enthüllt. Dieses Protein ist meist inaktiv, kann jedoch bei Berührung mit bestimmten Polyphenolen, wie zum Beispiel Curcumin, zum Leben erweckt werden. Dann stimuliert es die Synthese entgiftender Enzyme im Immunsystem. Curcumin stimuliert das Enzym Hämoxygenase 1 (HO-1), das wiederum Zellschutz bei hoher Stressbelastung bietet.

- Einen ähnlichen Mechanismus klärte das Team um Giovanni Scapagnini vom Institut für Neurologische Wissenschaften der Universität Catania (Italien) auf. Der Wissenschaftler wies zunächst darauf hin, dass Kräuter und Gewürze hochaktive phenolische Substanzen mit potenten antioxidativen Eigenschaften enthalten. Besonders Curcumin bewirkt die Freisetzung von mehr HO-1. Das Enzym und sein Stoffwechselprodukt Kohlenstoffmonoxid fördern die Gefäßneubildung, bauen Bindegewebe auf und hemmen Entzündungsprozesse im Körper.

- Zu den international führenden Kurkuma-Experten gehört auch der Biophysiologe Dr. Gon Kang von der Kangwon Nationaluniversität in Chunchon (Südkorea). Er bezeichnet Entzündungen als Warnzeichen chronischer neurodegenerativer Erkrankungen, seine Untersuchungen widmen sich dem Gen für das Enzym Cyclooxygenase-2 (Cox-2), das für die entzündliche Potenz bestimmter Prostaglandine und anderer Gewebshormone verantwortlich ist, insbesondere auch bei rheumatischen Entzündungen. Dr. Kang zeigte auf, dass Curcumin die genetische Ausprägung von Cox-2 unterbinden kann, und zwar bereits sowohl im Chromosom selbst als auch beim Aufbau des Protein-Enzyms in der Zelle. Die Entdeckung könnte zu neuen, natürlichen Behandlungsformen für schmerzhafte Entzündungen aller Art führen.

Vorsicht: Zu viel Curcumin kann schaden

Das beeindruckende Kurkuma-Rhizom synthetisiert ihren Hauptwirkstoff Curcumin nicht, um das Curry-Gewürz hübsch gelb zu färben oder damit uns Menschen die Fischgerichte besser schmecken, sondern ausschließlich zum eigenen Schutz vor mikrobiellen Krankheitserregern und größeren Fressfeinden. Dies gilt für nahezu alle sekundären Pflanzenstoffe in der Natur. Dabei genügt der Kurkuma ein Minimum des eigenen Toxins, um Schädlinge zumindest abzuschrecken. Was so giftig-scharf schmeckt oder riecht, darum macht man am besten einen Bogen. Die Molekülkonzentrationen sind demnach fein und sparsam abgestimmt auf die Normverhältnisse in einer feindlichen Umwelt. Die Natur ist nämlich äußerst sparsam. Wozu zu viele Curcumoide in einer Wurzel herstellen, wenn sie gar nicht benötigt werden?

Wenn Curcumin – wie beschrieben – vorbeugend oder heilend bei Entzündungen, Durchblutungsstörungen, Konzentrationsschwäche oder anderen Beschwerden oder Krankheiten hilft, bedeutet dies noch lange nicht, dass die doppelte Menge auch doppelt wirksam ist. Im Gegenteil: Dann kann auch Curcumin zum Gift werden, das von unserem Immunsystem neutralisiert werden muss, um unschädlich zu sein. Ein Zuviel kann schaden. Die Kurkuma ist einleuchtendes Beispiel dafür, dass ein Pflanzenprodukt unser Immunsystem stärkt, bei zu hohem Genuss aber vom Immunsystem bekämpft wird. Die US-Pharmakologin Dr. Jennifer Jamison erklärt dazu im Fachjournal *Biological Pharmacology*: »Curcumin als Arznei sollte stets nur in einer auf die speziellen Beschwerden abgestimmten Dosierung verabreicht werden.« Als gut verträglich gelten 100 Milligramm pro Tag. Tier- und Humanversuche dokumentieren aber auch weitgehende Verträglichkeit bis zu 1500 Milligramm. Abseits von Kurkuma als Gewürzspender sollte ein therapeutischer Einsatz allerdings unter ärztlicher Beratung erfolgen.

Die Vitalstoffe der Kurkuma

Verwöhnt von der Sonne und dem Wasserreichtum Südostasiens, synthetisiert die Kurkuma einen wahren Schatz an Nährstoffen für ihren eigenen vitalen Stoffwechsel. Kaum ein anderes Kraut repräsentiert gleichzeitig eine solche Vielfalt an Vitalstoffen, die sowohl in Wurzel und Blüte als auch in Stängel und Blättern stecken. Sie machen das Ingwergewächs zu einem natürlichen Kombipräparat mit einem nahezu kompletten Querschnitt durch sämtliche pflanzlichen Biosubstanzen.

In 100 Gramm Kurkuma sind enthalten:

- 350 Kalorien
- 14 Gramm Gesamtfett
- 36 Gramm Proteine
- 28 Gramm Zucker

Ein Teelöffel Kurkuma-Gewürz enthält:

Vitamine (Angaben in Milligramm)

- Thiamin (B_1): 0,05
- Riboflavin (B_2): 0,2
- Pantothensäure (B_5): 0,46
- Pyridoxin (B_6): 0,68
- Vitamin K: 1
- Vitamin C: 1,1
- Niacin (B_3): 9,12
- Folsäure: 17
- Vitamin A: 32
- Cholin: 44
- Vitamin E: 62

Mineralien (Angaben in Milligramm)

- Kalzium: 120
- Phosphor: 172
- Magnesium: 208
- Kalium: 1260
- Kupfer: 0,38
- Zink: 3,9
- Mangan: 36,4
- Selen: 0,06

Fett (Angaben in Milligramm)

- Cholesterin: 0
- Einfach ungesättigte Fettsäuren: 0,36
- Mehrfach ungesättigte Fettsäuren: 0,52
- Gesättigte Fettsäuren: 1,98

Bemerkenswert ist der außerordentlich hohe Anteil an Kalium, dem vielleicht wichtigsten Mineral für unsere Gesundheit. Kalium sorgt für einen Zustrom von Wasser und Nährstoffen in die Zellen unseres Gewebes und wirkt gleichzeitig entwässernd. Während Natrium und Chlorid im Kochsalz unseren Zellen ihr kostbares Nährwasser entziehen, kurbelt Kalium den Stoffwechsel in unseren rund 70 Billionen Körperzellen an. Die Kurkuma liefert hocharomatische, köstlich schmeckende Gewürze, die einer Mahlzeit weitaus mehr an exotischem Eigengeschmack schenken als der stets gleichbleibende Geschmack, den Kochsalz unseren Speisen verleiht. Ähnlich wertvoll sind bestimmte Vitamine aus Wurzel und anderen Pflanzenteilen dieses einzigartigen Krauts.

Vitamin C: Das Immunwunder

Wie auch die chemisch verwandte Glukose, der kleinste Baustein der Kohlenhydrate, ist Vitamin C wichtigster Basisstoff für den Stoffwechsel aller Tiere und Pflanzen und auch von uns Menschen. Die Kurkuma saugt Wasser aus dem Erdreich und synthetisiert mithilfe von Sonnenenergie aus Kohlenstoff, Wasserstoff und Sauerstoff dieses Vitamin, um vor allem die empfindlichen Gefäßwände ihrer Venen zu schützen und abzudichten. Außerdem reichert sie dieses Antioxidans an, um ihr Immunsystem zu panzern, gegen Bakterien und andere Mikroben, vor allem aber auch gegen freie Radikale, die sich sonst unter dem Angriff aggressiver UV-Strahlen explosiv in der Zellmatrix vermehren und das empfindliche Pflanzengewebe zerstören.

Vitamin C beugt als natürliches Antibiotikum Infektionen und anderen Beschwerden vor, kann unter Umständen chemisch-synthetische Pharmazeutika ersetzen. Der Biostoff kräftigt das Bindegewebe und verbessert die Immunkraft von Immunoglobulinen im Speichel, sodass die Kariesbildung gehemmt oder ganz gestoppt wird. Außerdem ist Vitamin C an der Synthese von 300 Enzymen im Körper beteiligt, so zum Beispiel für die Produktion von Glückshormonen (Neurotransmittern) oder zahlreichen anderen Hormonen. Mit ihrer hohen Konzentration an Vitamin C unterstützt die Kurkuma Schlankheits- und Entfettungsprozesse. Außerdem ist das Vitamin ein hervorragendes natürliches Anthistaminikum. Es hemmt die Cyclooxygenase, die Bildung von Enzymen, die ihrerseits dafür sorgen, dass bestimmte Zellen in Gefäßwänden entzündungsfreundliche Prostaglandine produzieren. Tiere synthetisieren ihr Vitamin C im Stoffwechsel aus Glukose selbst, wir Menschen müssen es jedoch täglich zusammen mit unserer Nahrung einnehmen.

Vitamin E: Schützt sensible Pflanzen-Lipide

Während Tiere in ihrem Fettgewebe vorwiegend gesättigte Fettsäuren als Energiereserve speichern, synthetisieren Pflanzen ungesättigte und essenzielle Fettsäuren, die zu den kostbarsten Nährstoffmolekülen zählen. Ihre langen Ketten weitgehend ungeschützter Kohlenstoffatome sind allerdings auch verletzlich. Sie werden durch Hitze, Licht, Luft oder freie Radikale rasch zerstört. Bester Immunschutz für diese Biostoffe ist Vitamin E, das sich in der Kurkuma in hohen Konzentrationen anreichert, in den Wurzeln ebenso wie in Blättern oder auch in der Blüte. Bereits die Verwendung von Kurkuma-Pulver als Gewürz kann unseren Organismus mit ausreichend Vitamin E versorgen – immer vorausgesetzt, die Ernährung ist grundsätzlich gesund.

Vitamin E schützt die feinen Membranen aller unserer rund 70 Billionen Körperzellen, ebenso die roten Blutkörperchen, die den Sauerstoff transportieren. Auf diese Weise unterstützt das Kurkuma-Vitamin die Zellatmung, beugt somit Herzproblemen vor und aktiviert den Gesamtstoffwechsel. Vitamin E beugt einer Blutgerinnung und Blutverklumpung vor, macht das Blut dünnflüssiger und stimuliert auch die Produktion von Steroidhormonen mit ihrem hohen Anteil an ungesättigten Fettsäuren. Typische scharf-würzige Bestandteile der Ingwergewächse potenzieren diese Wirkung.

Vitamin A: Freund unserer Schleimhäute

Unsere Schleimhäute im Rachenraum, in Magen und Darm oder auch im Genitalbereich sind besonders gefährdet, weil sie ständig Kontakt mit der Außenwelt haben und praktisch ständig von krankheitserregenden Mikroorganismen besiedelt sind, von Bakterien, Viren, Keimen, Pilzen und anderen Mikroben. Die antimikrobiellen Wirkstoffe und ätherischen Öle der Kurkuma, wie Gingerol und Cineol, wirken im Mund keimtötend, außerdem sorgen sie im Magen für einen hohen Säureanteil als Barriere gegen Krankheitserreger. Die Kurkuma trägt dazu bei, dass Eiweiß im Magen besser vorverdaut wird und dass sich im Dünndarm keine Pilzkolonien bilden, speziell jene der Gattung Candida albicans.

Unterstützt werden diese Abwehrkräfte durch Konzentrationen von Beta-Karotin in dem Ingwergewächs. Aus diesem Biostoff synthetisiert unsere Leber das Immunvitamin A, eine der bedeutenden Waffen für unsere mentale und körperliche Gesundheit. Warnzeichen für Vitamin A-Mangel können brüchige Fingernägel, Haarspliss, Appetitmangel, Hautausschlag, Sehstörungen mit Nachtblindheit sowie hauptsächlich häufige Schleimhautentzündungen sein. Vor allem unsere Augen brauchen viel Vitamin A für die Synthese des Sehpurpurs Rhodopsin, der bei jedem Lichtreiz verbraucht wird. Dies betrifft insbesondere Menschen, die viel am Bildschirm arbeiten und deren Netzhaut täglich oft Milliarden blitzschnell wechselnder Hell-Dunkel-Reize verarbeiten muss.

Thiamin (B$_1$): Das Nerven-Vitamin

Die Wurzel-Rhizome der Kurkuma erstrecken sich im feuchtwarmen Erdreich oft über viele Meter, sie sind dick und fleischig, bestehen weitgehend aus Kohlenhydraten. Für deren enzymatischen Aufbau benötigt die Ingwerpflanze praktisch das gesamte Kombipaket aus B-Vitaminen. Erstaunlich hoch ist der Anteil an Vitamin B$_1$, das zu den natürlichen Sedativa und Beruhigungsstoffen der Natur zählt. Nicht umsonst haben die Stammesmediziner Indiens schon vor Hunderten von Jahren Kurkuma-Extrakte gegen Nervosität oder depressive Verstimmungen eingesetzt.

Thiamin zählt zu den faszinierendsten Biostoffen, das Vitamin wirkt sowohl im Nervenstoffwechsel als auch beim Gewebeaufbau. B$_1$-Enzyme spalten rund um die Uhr Kohlenhydrate zu Glukose, die durch die

Darmschleimhaut ins Blut gelangt und hier als Blut-zucker den Stoffwechsel belebt. Weil Glukose die ein-zige Energienahrung ist, die von Gehirn- und Ner-venzellen angenommen wird, steuert die Kurkuma auch ihren Anteil für eine positive Gemütslage bei. Außerdem ist die Substanz Thiamintriphosphat uner-setzliches Coenzym für den Magnesiumstoffwechsel und somit für den Aufbau gesunder Muskeln und die Regeneration und Verjüngung unserer Chromoso-men in den Zellkernen. Vitamin C schützt das sensible Vitamin B_1 vor einem zu raschen Abbau in Blut und Gewebe. Dies macht die Kurkuma zu einem typischen Beispiel dafür, wie intensiv Vitamine in unserem Or-ganismus zusammenwirken und sich gegenseitig po-tenzieren.

Riboflavin (B_2): Sorgt für Energie

Wer von früh bis spät viel Hektik und mentalen Stress ertragen muss, braucht besonders viel B_2, das die Se-kretion von Stresshormonen, zum Beispiel von Adre-nalin aus dem Nebennierenmark, überhaupt erst mög-lich macht. Leistungsdruck frisst generell Nährstoffe aus dem Blut, speziell aber Riboflavin. Wer viel Salz zum Würzen von Speisen verwendet oder überhaupt gerne salzreich isst, entzieht seinen Körperzellen das wertvolle Stoffwechselwasser und verdickt sein Blut. Die Folge: Müdigkeit, Nervosität, Pessimismus, Übergewicht. Dass es in Indien und anderen Ländern Südostasiens so wenige übergewichtige Menschen gibt, liegt unter anderem daran, dass dort vorwiegend mit Kräutern wie der Kurkuma gewürzt wird, die belebend, anregend und Fett schmelzend wirken.

Riboflavin ist in Ingwergewächsen besonders hoch konzentriert. Mit etwa zwei Teelöffeln Kurkuma-Pulver und einer gesunden Basisernährung mit viel Gemüse und Getreide decken wir bei stressfreier Lebensweise bereits den gesamten Tagesbedarf. Körperliche Bewegung und Sport oder Fitnessübungen potenzieren nach Einnahme von Riboflavin den Trainingseffekt. Die Bildung von B_2-Enzymen wird von der Schilddrüse aus gesteuert, die wiederum einen erhöhten Jodbedarf hat. Biophysiologen empfehlen deshalb die gleichzeitige Verwendung von Ingwergewürzen wie Kurkuma mit jodiertem Salz bzw. Meersalz.

Niacin (B$_3$): Das Allround-Vitamin

Erneut ein potenter Biostoff aus der Kurkuma-Wurzel. B$_3$ ist stickstoffhaltig und hat eine sehr einfache chemische Molekülstruktur. Deshalb wird es im Stoffwechsel besonders schnell befördert, gilt als der »Sprinter« unter allen Vitaminen. Niacin ist reich in Getreide und Naturreis enthalten, mit hohen Konzentrationen in allen Kräutern und Gewürzen, die reich an ätherischen Ölen sind. Muskelschwäche, Appetitmangel, Hautkrankheiten, Kopfschmerzen, Schlafstörungen oder auch Magen-Darm-Beschwerden können die Folge von Niacinmangel sein.

Das Einzigartige an Niacin ist, dass dieses Vitamin an der Nahtstelle zwischen Körper und Bewusstsein wirkt, es wagt sich weit aus dem Körperlichen in den Grenzbereich der Seele vor. Weil Niacin so wichtig ist, können wir den Biostoff auch im eigenen Stoffwechsel synthetisieren, und zwar aus der Aminosäure, also dem Eiweißbaustein Tryptophan, das in Gehirnzellen Rohstoff für die Produktion von Serotonin ist, einem sogenannten Neurotransmitter, der uns in eine positive Stimmungslage versetzt. Serotonin ist zudem auch Stoffwechselvorläufer für das Zirbeldrüsenhormon Melatonin, das Schlafhormon, das wir für eine anhaltende Nachtruhe benötigen. Hier erklärt sich die sowohl belebende als auch entspannende Wirkung des Ingwergewächses Kurkuma.

Pyridoxin (B$_6$): Der Eiweiß-Motor

Alles; was in unserem Körper geschieht, wird durch Proteine bestimmt, die aus Aminosäuren zusammengesetzt sind. Vitamin B$_6$ ist so etwas wie ein Klebstoff, der in der Leber diese Eiweißbausteine zusammenfügt, aber auch wieder – ähnlich einer Schere – voneinander trennt, je nachdem, welche Zellproteine benötigt werden. Deshalb muss unsere Nahrung stets reich an B-Vitaminen sein, speziell auch an Pyridoxin. Kurkuma-Bestandteile enthalten hohe Konzentrationen an B$_6$, selbst im Gewürz, das ja nur in geringen Mengen verwendet wird. Wir Menschen benötigen unter Idealbedingungen täglich nicht mehr als zwei bis drei Milligramm B$_6$, bei Krankheiten oder starkem Stress jedoch wesentlich mehr. Frauen vor der Regelblutung und in der Schwangerschaft haben ebenfalls einen erhöhten Pyridoxin-Bedarf. Dies alles sind Gründe, in der Küche mehr Gewürze zu verwenden, dafür weniger Salz.

Bei einem B$_6$-Mangel kommt es zwangsläufig zu Protein-Defiziten, selbst wenn scheinbar ausreichend

Eiweiß in der Nahrung vorhanden ist. Eine extrem fleischreiche Kost führt ebenfalls zu Eiweißmangel, weil dessen Verwertung gleichzeitig alle Pyridoxin-Reserven beansprucht und auszehrt. Pyridoxin liefert in der Leber die Transaminasen, Enzyme, die Eiweiß-bausteine weiter verwerten. Sie liefern die biogenen Amine aus den Aminosäuren, dies sind »geladene« Ei-weißteilchen mit hohem Stoffwechselpotenzial. Im Gegensatz zu einer Ernährung mit viel Fleisch, Hack-fleisch, Wurst oder Geflügel schenkt uns pflanzliche Nahrung nicht nur die Säurelocker, die im Magen für mehr Eiweiß spaltende Enzyme sorgen, sondern auch eine wesentlich bessere Proteinverwertung in der Leber.

Kurkuma:
Kaufen und zubereiten

Während uns Ingwer, ebenfalls aus der Familie der Zingiberacae-Gewächse, vertraut und selbst als getrocknetes Rhizom bereits in vielen Supermärkten erhältlich ist, kennen wir Kurkuma meist nur als exotisches gelbes Gewürz, mit dem wir wenig anzufangen wissen. Doch mit der zunehmenden Beliebtheit auch fernöstlich-exotischer Essgewohnheiten nimmt die Nachfrage allmählich zu. Freilich keineswegs in dem Ausmaß, dass die Einkäufer großer Lebensmittelketten die Gewürzknolle überall gut sichtbar neben Zwiebeln, Knoblauch oder Ingwer in die Holzregale ihrer Gemüseabteilungen schichten. Es lohnt sich jedoch, sich zu erkundigen, wo und wie man Kurkuma-Produkte am besten einkauft. Es gibt sie als

- frische Wurzel,
- getrocknete Wurzel,

- in geriebener, zermahlener Form,
- als offenes Pulver
- oder als in Tüten oder Gläsern verpacktes und mit einem erklärenden Etikett versehenes Gewürz.

In Curry-Mischungen steckt Kurkuma als würziger Geschmacksspender, ihre Pflanzenextrakte steuern die begehrte gelbe Farbe bei.

Frische Wurzeln

Die gibt es bei uns nur in wenigen Asia-Läden, in denen Liebhaber asiatischer Feinkost einkaufen oder auch Menschen aus asiatischen Ländern wie Indien, China, Myanmar, Laos, Thailand, Vietnam, Malaysia oder Indonesien.

Der frische Rhizom-Strang schmeckt harzig, scharf und leicht brennend auf Zunge und Gaumenschleimhaut. Da spürt man dann schon rasch, wie desinfizierend die Kurkuma auf Parasiten aller Art wirkt, Bakterien, Viren, Keime oder Pilze haben gegen ein Stückchen gut gekaute, frische Kurkuma-Wurzel keine Chance. Frische Kurkuma ist ein preisgünstiger Ersatz für das sündteure Edelgewürz Safran, schmeckt dabei ebenso gut. An Licht und Luft gelagert, verlieren ihre ätherischen Öle und Geschmackstoffe allerdings an Intensität, das frische Produkt sollte rasch verbraucht werden. Getrocknete und lange gelagerte Kurkuma-Wurzeln enthalten oft nur noch rund 30 Prozent der ursprünglichen geschmacks- und geruchsintensiven Wirkstoffe.

Getrocknete Wurzeln

Die gibt es ebenfalls in Asia-Läden, außerdem in vielen Naturkostgeschäften, Reformhäusern, inzwischen auch in manchen Supermärkten. Die Kurkuma-Wurzel hat eine lange Trockenperiode, je nach Trockenstand riecht sie anders und fühlt sich noch etwas weich oder bereits sehr holzig an. Inder und Pakistani oder auch Kunden anderer südostasiatischer Länder kaufen sie lieber in einem Zustand, in dem sie sich noch etwas elastisch anfühlt. Es gibt sie als Wurzelstränge, die wie knorrige kleine Äste aussehen, oder auch als vorgefertigte Finger, die sich in der Küche leichter handhaben lassen.

Das reichste Angebot findet sich im Internet. Das Motto lautet: Dort kaufen, wo sich die Liebhaber finden – und die empfehlen ihre Quellen im Versandhandel. Doch aufgepasst: Wo Asiaten ihre Gewürze bestellen, heißt die Kurkuma nicht überall Kurkuma. Sie wird je nach Herkunft auch als Haridra, Turmeric, Deti, Halda oder Manjal bezeichnet, im Iran, im Irak oder in arabischen Ländern auch als Zarsud. Die Wurzelstücke sollte man nicht in zu großen Mengen einkaufen. Was nicht verarbeitet wird, kann man in einem dunklen Behälter im Kühlschrank aufbewahren.

Kurkuma zerrieben oder als Pulver

Das gelbe intensiv-aromatische Gewürz gehört inzwischen zum festen Angebot in Naturkostgeschäften oder Supermärkten. Zerriebene, gemahlene Produkte kann man in Spezialgeschäften kaufen, die sollten jedoch möglichst rasch verbraucht werden, weil sie ihre ätherischen Öle ausdünsten und praktisch von Tag zu Tag an Aroma verlieren. Die übliche Gewürzhandelsware ist luftdicht in Gläsern oder anderen Behältnissen verpackt und hält sich im Küchenregal weitgehend problemfrei. Zu berücksichtigen ist, dass Kurkuma als Pulver in asiatischen Familienküchen oder Restaurants stets schnell verbraucht wird, während bei uns exotische Gewürze auf dem Küchenregal oft ein langes, wenig beachtetes Leben fristen.

Nicht selten bieten türkische Lebensmitteleinzel-
händler ausgezeichnetes, noch weitgehend frisches
Kurkuma-Pulver an, das von Hand in kleine Tüten
abgefüllt und verkauft wird. Es duftet aromatisch, während fest verpackte Lagerware doch meist viel von
seiner Duft- und auch Würzkraft verloren hat. Man
kann die getrocknete Wurzel auch selbst raspeln oder
zu einem Gewürzpulver verfeinern, was jedoch müh-
sam ist. Im Gegensatz zu anderen Standardgewürzen
kann Kurkuma-Pulver Speisen wunderbar gelb färben, vermittelt demnach noch zusätzlich eine dekorative Note.

Kurkuma in der Küche

Kurkuma ist in Indien und anderen asiatischen Ländern eines der meistverwendeten Gewürze beim
Zubereiten von Gemüse, Kartoffelspeisen oder Ein-
töpfen. Verwendet wird vorwiegend das gelbe, fein
gemahlene Pulver, das Geschmack, Aroma und Farbe
spendet. In südostasiatischen Ländern hat die Pflanze
allerdings in vielen Variationen ihren festen Stamm-
platz in den Küchen. In Indonesien, Thailand, Goa
und anderen Ländern sind die Kurkuma-Blätter sehr

begehrt, um daraus zusätzliche Geschmacksnuancen für die Komposition von Curry oder anderen Gewürzmischungen zu gewinnen, oder auch um Lebensmittel für die Zubereitung darin einzuwickeln. Weil Nahrung in Indien und anderen asiatischen Staaten unter der schwülen Hitze oft rasch verdirbt, wurden Kurkuma-Blätter in Küchen und Vorratskammern auch als Konservierungsmittel eingesetzt. Die hohen Konzentrationen an ätherischen Ölen und anderen sekundären Pflanzenstoffen hielten Mikroben, Parasiten, Bakterien und andere Krankheitserreger fern.

Rezepte und Essgewohnheiten variieren in diesen Ländern stark. Dies liegt an der ethnischen Vielfalt, den Sprach- und Kulturbarrieren, früher trennten nicht nur geografische Grenzen die einzelnen Regionen voneinander. Küchenrezepte, der Umgang mit Gewürzen wie der Kurkuma, wurden von Generation zu Generation meist mündlich weitergereicht. Was heimische Märkte in ihrer exotisch-bunten Fülle an Obst, Gemüse, Kräutern und Gewürzen boten, wurde Bestandteil individueller Kochrezepturen, die oft genug noch von Dorf zu Dorf wechselten. Dadurch entstand ein enormer Reichtum an kulinarischer Erfahrung mit der Kurkuma, der erst in der heutigen Zeit seine volle Verbreitung findet und so letztlich auch Einzug in unsere Küchen hält.

Universell verwendbar

- Trotz aller Schärfe eignet sich die Kurkuma – ähnlich übrigens wie Ingwer – als Geschmacksspender für nahezu alle Lebensmittel.

- Das Gewürz harmoniert gut mit Milch und Milchprodukten wie Buttermilch, Kefir, Joghurt, Frischkäse oder Quark.

- Es ist ideal für die geschmackliche Aufbesserung von Soßen, Dressings, Dips, Mayonnaisen.

- In Indien mixen viele Hausfrauen und Hobby- oder auch Berufsköche ihre eigene Senf- oder Ketchup-Rezeptur mithilfe von Kurkuma-Pulver.

- Kurkuma ersetzt weitgehend Salz, vor allem in Kombination mit anderen Gewürzen.

- In Verbindung mit Zucker oder Honig entfaltet es seinen besonderen Duft- und Geschmacksreiz, das Gewürz passt gut zu Ingwer, Anis oder Koriander bei der Zubereitung von Gebäck, Kuchen, Eiscremes, Pudding, Cremespeisen usw.

- In Chutneys, Konfitüren, Fruchtaufstrich usw. entfaltet sich der individuelle Obstgeschmack in Kombination mit Kurkuma noch mehr, stimuliert durch den Reichtum an ätherischen Ölen. Ebenso in alkoholischen Süßgetränken wie Bowlen, Punsch oder Likören.

Kochen mit Kurkuma-Blättern

In mehreren indischen Bundesstaaten, zum Beispiel in Maharashtra, werden Nahrungsmittel zum Braten, Dünsten oder Grillen in frische Kurkuma-Blätter eingewickelt. Die in den saftigen Blättern enthaltenen ätherischen Öle steuern den Gerichten einen unvergleichlich aromatisch-würzigen Geschmack bei. In

Indonesien, z. B. auf Sumatra werden die Blätter auch zur Herstellung von speziellen Curry-Variationen verwendet, wie Minangese oder Padangese. In manchen Ländern oder Regionen werden Vorspeisen auch gerne auf Kurkuma-Blättern serviert, beliebt sind zum Beispiel kleine Schalen mit Kurkuma-Stückchen, Zwiebeln und Öl.

In Goa und im indischen Kamataka-Staat werden auf Kurkuma-Blättern köstliche Süßspeisen zubereitet, die Patoleo, zum Beispiel aus Naturreis und Kokosnussmischungen, gesüßt mit Honig, die in die Blätter eingewickelt und dann in bestimmten Dampfbehältern gedünstet werden. Die feinen, aromatisch duftenden Blätter werden auch zerrieben und in Süßgetränken verquirlt oder Creme- und Süßspeisen oder auch Eiscreme-Kreationen untergemischt. Mit etwas Glück findet man India- oder Asia-Läden, die hin und wieder frisch importierte Kurkuma-Blätter in geringen Mengen anbieten. Sie sind allerdings recht teuer.

Kurkuma-Farbstoff E 100

Als Lebensmittelzusatz und Farbstoff wurde Kurkuma international die Codebezeichnung E 100 zugeordnet. Der Farbstoff wird auf natürliche Weise aus dem Rhizom gewonnen, aber auch industriell, also auf chemische Weise hergestellt. Er ist bei Lebensmittelherstellern außerordentlich beliebt, weil er Produkten, die ansonsten blass und farblos erscheinen würden – zum Beispiel Popcorn, Kartoffel- oder Teigwaren – ein schöneres Aussehen verleiht. Weil der chemische Laborfarbstoff stets in absolut einheitlicher Qualität vorliegt, wird von Massenherstellern mehr und mehr auf den Einsatz des weitaus gesünderen Kurkuma-Farbstoffs verzichtet. Dies führt bedauerlicherweise zu Infiltrationen von Schadstoffen zum Beispiel in Cerealien, Konfitüren, Senf, Fertig-, Mikrowellen- und Dosengerichten sowie generell bei Festverpacktem und auch bei Getränken aller Art.

Kurkuma wird wie alle Gewürze nur in kleinen Quantitäten, zum Beispiel auf der Messerspitze, verwendet. Dies gilt selbst dann, wenn Backwaren, Reisgerichte, Soßen oder Milchmixgetränke hübsch aufgefärbt werden sollen. Dominierendes Hauptgewürz will und soll die Kurkuma in der Küche jedoch nicht sein. Zu viel davon kann auch schaden. Der attraktive

Farbspender kann eine zu hohe Galleproduktion in der Leber stimulieren, Leber- und Gallebeschwerden verstärken. Weiterer Nebeneffekt: Das Kurkuma-Gelb haftet hartnäckig auf Händen, Schürzen, Handtüchern oder Tischdecken, lässt sich oft nur schwer auswaschen.

Wo kann man Kurkuma kaufen?

Das Gewürz stammt aus der getrockneten, gemahlenen Kurkuma-Wurzel. Es ist inzwischen praktisch überall in Supermärkten, Feinkostgeschäften oder Bioläden erhältlich. Vorsicht ist allerdings geboten beim Einkauf in südlichen Ländern, als »Urlaubs-Schnäppchen«, da wird oft billige Mischware zu überhöhten Preisen angeboten.

Problematischer wird es schon, wenn man ganze, unverwertete Kurkuma-Wurzeln kaufen möchte. Weil das Gewürz bei uns noch relativ unbekannt ist, gibt es vergleichsweise wenige Geschäfte, die es führen. Inder, Pakistani oder andere Menschen aus südostasiatischen Ländern, die bei uns leben, kennen ihre Einkaufsquellen natürlich genau. In fast allen größeren Städten gibt es Asia-Läden, die das Produkt führen – freilich nicht immer und auch nicht in ausreichenden Mengen.

Verzichten brauchen wir auf die unvergleichliche, heilsame Gewürzwurzel dennoch nicht. Im Internet gibt es genügend Bezugsquellen.

Hier seien einige von ihnen genannt:

- *www.pikantum.de*
- *www.shop-016.de*
- *www.baerbel-drexel.com*
- *www.indu-versand.de*
- *www.green-24.de*

Mehr Info über Kurkuma:

- *www.gesundefamilie.de*

Rezepte:
Kochen mit Kurkuma

Mit dem aromatischen gelben, safranähnlichen Gewürz betreten wir eine Welt neuer kulinarischer Ge-
nüsse und Erfahrungen. Kurkuma entführt uns auf
eine Reise in die exotische Vielfalt der südostasiatischen Küche.

Köstliche Hauptmahlzeiten

Blumenkohl indisch

Für 4 Personen · Zubereitungszeit: 25 Minuten

Zutaten
1 Kopf Blumenkohl
1 Chilischote, fein gewürfelt
1 TL frischer, geraspelter Ingwer
1 TL Kurkuma
1 TL Senfsamen
3 TL Pflanzenöl
Salz
Naturreis

Senfsamen, Ingwer, Kurkuma, Chili, Öl und Salz in einer kleinen Schale vermengen. Blumenkohl damit übergießen und anschließend im Backofen so lange erhitzen, bis er eine goldgelbe Farbe annimmt und eine zarte Konsistenz angenommen hat. Naturreis wie gewohnt zubereiten. Alles zusammen dekorativ anrichten.

Reiscurry mit Kokosnuss

Für 4 Personen · Zubereitungszeit: 30 Minuten

Zutaten
100 g Basmatireis
50 g Kokosmilch
50 g Kartoffeln oder Süßkartoffeln
1 kleine Zwiebel, klein gehackt
2 Knoblauchzehen, klein gehackt
1 TL frischer Ingwer
½ TL Kurkuma
1 Zimtstange
1 EL Sojasoße
1 EL Currypulver

Reis wie gewohnt kochen. Die Kokosmilch zusammen mit den Kartoffeln, der Zwiebel, den Knoblauchzehen und der Zimtstange in einem Topf erhitzen. Currypulver und Kurkuma untermischen und die Masse im geschlossenen Topf 3 Minuten lang bei leichter Hitze köcheln lassen. Zimtstange entfernen und alles zusammen servieren.

KURKUMA-SPAGHETTI

Für 2 Personen · Zubereitungszeit: 15 Minuten

ZUTATEN
125 g Spaghetti
50 g fester, geräucherter Tofu
1 Tasse Gemüsebrühe
2 Knoblauchzehen
Pfeffer
Senf
2 TL Kurkuma-Pulver
Thymian
Olivenöl
1 TL Zitronensaft

Spaghetti wie gewohnt zubereiten. Tofu klein würfeln, zusammen mit zerquetschten Knoblauchzehen und sämtlichen anderen Zutaten in einem kleinen Topf aufkochen und 8 Minuten lang köcheln lassen. Mit Thymian-Blättern hübsch dekorieren und auftragen.

TOFU SRI LANKA

Für 4 Personen · Zubereitungszeit: 30 Minuten

ZUTATEN *200 g fester Räuchertofu*

200 g Blattspinat

1 Becher saure Sahne

50 g Frischkäse

2 Knoblauchzehen, ausgepresst

1 kleine Zwiebel, fein gewürfelt

1 TL Kurkuma

1 TL Pfeffer

1 TL Koriander

1 EL Ingwer, geraspelt

5 TL Olivenöl

Salz

Blattspinat mit wenig Wasser dünsten bzw. gar kochen.
Räuchertofu in kleine Würfel schneiden. Die übrigen
Zutaten vermengen und in einem kleinen Topf auf-
kochen, danach etwas köcheln und eindicken lassen.
Mit Salz abschmecken und anschließend über den
Spinat gießen. Nach Belieben zusammen mit Reis oder
Knoblauch-Baguette servieren.

Rosenkohl Kurkuma-Art

Für 4 Personen · Zubereitungszeit: 40 Minuten

ZUTATEN

200 g Kartoffeln
150 g Rosenkohl
1 Zwiebel, klein gehackt
1 zerhackte Chilischote
2 geriebene Knoblauchzehen
1 EL geraspelte Ingwerknolle
1 EL Honig
1 EL Pflanzenöl
1 TL Koriander
1 TL Kurkuma
1 TL Senfsamen

Kartoffeln und Rosenkohl in kleine Stückchen schneiden und zusammen gar kochen. Zwiebel, Chili, Knoblauch und Ingwer in einer Pfanne mit etwas Pflanzenöl erhitzen. Honig, Koriander, Senfsamen und Kurkuma vermengen und in die Pfanne geben. Gut verrühren, kurz aufkochen lassen. Kartoffeln und Rosenkohl auf Teller verteilen und mit der Würzmasse übergießen.

CURRY VEGETARISCH

Für 2 Personen · Zubereitungszeit: 35 Minuten

ZUTATEN
2 große Kartoffeln

2 Karotten, geraspelt

1 Zwiebel, klein gehackt

1 Aubergine, klein gewürfelt

1 Paprika, klein gehackt

3 Knoblauchzehen, gehackt

5 EL Olivenöl

1 EL Honig

1 EL Currypulver

1 TL Zimt

1 TL Kurkuma

Salz, Pfeffer

Kartoffeln, Auberginen, Karotten, Zwiebel und Knoblauchzehen gut gemischt in einen Topf geben und mit etwas Wasser erhitzen, aufkochen und auf kleiner Flamme so lange köcheln lassen, bis das Gemüse gar ist. Dann herausnehmen. Aus den übrigen Zutaten eine Würzmasse anrühren, in einem kleinen Topf erhitzen. Das Gemüse auf zwei Teller verteilen und mit der Soße übergießen.

REIS MUMBAI

Für 2 Personen · Zubereitungszeit: 20 Minuten

ZUTATEN
- *125 g Basmatireis*
- *50 g Gemüsebrühe*
- *50 g Kokosmilch*
- *30 g Mandeln*
- *2 EL Pflanzenöl*
- *30 g Rosinen*
- *1 TL Kurkuma*
- *½ TL Koriander*
- *½ TL Kreuzkümmel*
- *Salz, Pfeffer*

Öl bei mittlerer Hitze in einem großen Topf erwärmen. Reis einrühren und 3 Minuten lang glasig werden lassen. Kokosmilch, Gemüsebrühe, Rosinen, Mandeln, Kurkuma, Koriander, Pfeffer, Kreuzkümmel und Salz hinzugeben und verrühren. Die Masse zum Kochen bringen, Topf zudecken und Kochhitze wieder zurückdrehen, bis der Reis gar ist.

NUEA PAD TOFU

Für 2 Personen · Zubereitungszeit: 20 Minuten

ZUTATEN
200 g fester Tofu
2 Chilischoten, klein gehackt
2 Tomaten, gewürfelt
2 Knoblauchzehen, zerhackt
30 g Kurkuma-Wurzel, klein gehackt
1 Zwiebel, klein gewürfelt
2 EL Sojasoße
1 EL Pflanzenöl
1 TL Honig
etwas Wasser

Öl im Wok oder in der Pfanne erhitzen. Knoblauch hinzugeben und kurz erhitzen. Tofu in Stückchen schneiden und ebenfalls hineingeben. Verrühren, nach 3 Minuten Tomaten und Kurkuma hinzugeben. Zwiebeln einrühren und kurz aufkochen lassen. Aus den übrigen Zutaten eine Gewürzmischung anrühren und in den Wok bzw. die Pfanne geben. Alles gut verrühren, abschmecken und anrichten.

KACHA HALDI ACHAAR

Für 2 Personen · Zubereitungszeit: 15 Minuten

ZUTATEN   100 g Basmatireis
           50 g Kurkuma-Wurzel, geraspelt
           1 TL Senfsamen
           2 EL Pflanzenöl
           1 TL Masala-Gewürzmischung (Asia-Laden)
           Salz, Pfeffer

Reis wie gewohnt zubereiten. Öl in einer Pfanne erhitzen, Gewürze unter Rühren hinzugeben, danach
von der Platte nehmen und abkühlen lassen. Kurkuma
und Masala in einem Topf erhitzen, danach die vor-
gekochte Öl-Gewürzmischung einrühren. Den Reis
auf Tellern anrichten und die geraspelte Kurkuma dar-
übergeben.

Ayurveda Kicharee

Für 2 Personen · Zubereitungszeit: 20 Minuten

ZUTATEN *100 g Basmatireis*
60 g Mung Dal (gewürzte Mung-Linsen, Asia-Laden)
1 TL Kurkuma
1 TL Kreuzkümmel
1 TL Curry
1 TL Koriander
1 EL Pflanzenöl oder Ghee (Naturkostgeschäft)
etwas Wasser

Reis und Linsen in etwas Wasser so lange köcheln lassen, bis der Reis weich ist. Danach sämtliche Gewürzzutaten hinzugeben, jedoch nicht umrühren, weil die Mischung sonst zu breiig wird. Etwa 10 Minuten lang bei mittlerer Hitze belassen, dann auf Tellern servieren.

INDISCHER GEMÜSETOPF

Für 4 Personen · Zubereitungszeit: 30 Minuten

ZUTATEN
200 g Kartoffeln
3 Tomaten
2 Zwiebeln, klein gehackt
20 g Ingwerwurzel, geraspelt
2 Knoblauchzehen, zerhackt
1 EL Olivenöl
1 TL Kurkuma
1 TL Kreuzkümmel
1 TL Pfeffer
1 Zimtstange
½ TL Kardamom
1 Lorbeerblatt
¼ TL Muskatnuss, gerieben
Salz

Kartoffeln wie gewohnt kochen. Tomaten häuten. Zwiebeln, Knoblauch und Ingwer im Quirl zu einer Paste verrühren. Das Öl in einem großen Topf bei mittlerer Hitze erwärmen. Kartoffeln und Tomaten in kleine Stücke schneiden und in den Topf geben. Die Paste zusätzlich einrühren. Nach 7 Minuten Kurkuma, Kreuzkümmel, Kardamom, Zimtstange, Lorbeerblatt, Muskatnuss und Salz zugeben, verrühren und abschmecken.

THAI-KÜRBISSUPPE

Für 3 Personen · Zubereitungszeit: 10 Minuten

ZUTATEN *1 mittelgroßer Kürbis*
1 Zwiebel
2 Shiitake-Pilze
2 Knoblauchzehen
2 TL Olivenöl
1 TL Kurkuma
2 TL Ingwer, frisch geraspelt
1 TL Salbeigewürz
1 TL Zitronensaft
Salz
etwas Wasser

Kürbis entkernen, Samenmasse entfernen und in kleine Würfel schneiden. Olivenöl in einem großen Topf bei mittlerer Hitze erwärmen. Den Knoblauch und die in kleine Würfel geschnittene Zwiebel hinzufügen und im Topf belassen, bis die Zwiebelstücke goldgelb gebräunt sind. Kürbisstücke, Kurkuma, Ingwer, Salbei und etwas Wasser hinzugeben. So lange köcheln lassen, bis die Kürbisstücke weich sind. Die Masse zu einer breiigen Suppe verrühren. Mit Zitronensaft und Salz abschmecken. In Schalen geben und mit gerösteten Pilzstückchen garnieren.

Süße Köstlichkeiten

Kurkuma Cookies

Zutaten
50 g Haferflocken

1 Banane

1 Apfel, geraspelt

3 EL Honig

1 EL Zitronensaft

2 EL Olivenöl

2 EL Kurkuma-Pulver

1 EL Erdnussbutter

Sesamsamen

Sämtliche Zutaten in einer Schüssel zu einem Teig vermengen. Für jeden Cookie 1 TL Teig herausnehmen, auf ein Backblech legen. Mit Sesamsamen überstreuen und im vorgeheizten Backofen bei 180 Grad 25 Minuten lang backen.

Khara Pongal

Zutaten 1 Tasse Reis

1 Tasse Moong Dal (fein zerhackte gelbe Erbsen,
Asia-Laden)

10 Cashewnüsse

1 Chilischote, gehackt

2 EL Kokosnussflocken

1 TL Kurkuma-Pulver

1 TL Senfsamen

2 EL Honig

Salz, Pfeffer

2 EL Pflanzenöl oder Ghee

etwas Wasser

Öl oder Ghee in einem Topf erhitzen. Cashewnüsse im Öl rösten und beiseitestellen, Senfsamen und Kardamom hinzugeben. Wenn die Samen knistern, Chili hinzufügen. Moong Dal einrühren und 1 Minute lang mitrösten. Nacheinander Wasser, Reis, Kurkuma, Honig, Salz und Pfeffer hinzugeben. Bei geschlossenem Deckel aufkochen und dann auf kleiner Flamme köcheln lassen, bis der Reis gar ist. Die Cashewnüsse über das fertige Gericht streuen und servieren.

SÜSSER CHOLA DAL-REIS

ZUTATEN
1 große Tasse Reis
4 EL Kurkuma-Pulver
1 Chilischote
2 Knoblauchzehen
1 Zimtstange
½ TL Kardamom
½ TL Kreuzkümmel
2 EL Ingwerpulver
1 EL Pflanzenöl
1 EL Kokosnussflocken
4 EL Honig

Reis wie gewohnt zubereiten, zusammen mit gehackten Knoblauchzehen, Zimtstange, Kurkuma, Honig und Kardamom vermengen und erhitzen. Öl in einer kleinen Pfanne erhitzen und Kreuzkümmel hinzutun, bis er zischt. Ingwer und zerhackten Chili hinzugeben, 3 Minuten lang rösten lassen. Alles zusammen vermischen und auftragen. Mit Kokosnussflocken garnieren.

Kokosnuss-Creme

Zutaten *100 g Kokosmilch*

2 TL Kurkuma-Pulver

1 TL Ingwerpulver

2 EL Honig

1 EL Zucker

½ TL Vanille

½ TL Guar Gum (Verdickungsmittel)

etwas Wasser

Kokosmilch und etwas Wasser in einem Topf mit Kurkuma und Ingwer verrühren und bei mittlerer Hitze unter Rühren aufkochen, danach vom Herd nehmen. Guar Gum, Zucker und Honig gut und fein verquirlen, die Hälfte der erhitzten Kokosmilch einrühren. Bei 175 Grad unter Rühren 5 Minuten lang weiter erwärmen. Vom Herd nehmen und durch ein feines Sieb geben, um eventuelle Verklumpungen zurückzuhalten. Restliche Kokosmilch einrühren, Vanille hinzugeben. Abkühlen lassen, danach etwa 1 Stunde im Kühlschrank aufbewahren.

ERDNUSS-KOKOSNUSS-BURFI
(Indische Süßigkeit)

ZUTATEN 60 g Erdnussbutter

80 g Kokosflocken

30 g Erdnüsse, sehr fein gehackt

30 g Honig

30 g Preiselbeeren

30 g Rosinen

1 TL Kurkuma

1 TL Ingwer

Kuchenform mit Backpapier auslegen. Sämtliche Zutaten vermengen und sehr fest in die Kuchenform einpressen. 2 Stunden lang im Kühlschrank belassen, dann herausnehmen und in kleine Quadrate oder Rauten schneiden.

Leckere Kurkuma-Drinks

GESUNDHEITSTEE

- 4 große Tassen Wasser zum Kochen bringen.
- 1 TL Kurkuma-Pulver hinzugeben, verrühren und 10 Minuten lang köcheln lassen.
- Tee durchsieben und mit Honig oder Zucker süßen.

ENTGIFTUNGSDRINK

- 2 große Tassen Wasser zum Kochen bringen.
- 1 TL Kurkuma-Pulver und ½ TL Ingwerpulver hinzugeben.
- Zusammen mit 1 EL Ahornsirup verrühren.
- 10 Minuten lang weiterköcheln lassen.
- 1 TL Zitronensaft einrühren, dann durch ein Sieb geben.

ANTI-RHEUMA-TEE

- 1 große Tasse Wasser zum Kochen bringen.
- 1 TL Kurkuma, 1 TL Currypulver und 1 TL Anis mit dem kochenden Wasser überbrühen.
- 1 EL Ahornsirup und 1 TL Zitronensaft einrühren.

SANDMÄNNCHEN-CHAI

- 1 TL Chai
- 1 EL Milch
- 1 TL Kardamom
- 1 TL Kurkuma
- 1 EL Fruchtsirup
- 1 TL Honig
- In einer großen Tasse mit heißem Wasser überbrühen.

MAGEN-DARM-TEE

- 1 EL getrocknete, zerriebene Fenchelblätter mit ½ Liter kochendem Wasser überbrühen.
- 1 TL Kurkuma und 1 TL Ingwer hinzugeben.
- Verrühren und abkühlen lassen.
- Mit Honig oder Ahornsirup süßen.

ERFRISCHENDER SOMMERDRINK

- 1 EL getrocknete, zerriebene Anisfrüchte mit ½ Liter kochendem Wasser überbrühen.
- 1 TL Kurkuma und 1 TL Ingwer einrühren.
- Mit 2 EL Honig süßen.
- Abkühlen lassen.
- Mit Eiswürfeln servieren.

KURKUMA-HEILSIRUP

- 1 EL Kardamomsamen aus den Kapseln lösen und im Mörser fein zerstoßen.
- Zusammen mit 1 TL Kurkuma und 2 TL Ingwer in einen Topf geben.
- Aufkochen lassen, dann 1 TL Koriander und 1 TL Anis unter Rühren hinzugeben.
- So lange köcheln lassen, bis sich die Flüssigkeit zu einer Tinktur verdickt.
- Mit Honig süßen.
- Bei Erkältungen, Entzündungen usw. esslöffelweise verabreichen.

MILCHMIX SAIGON

- ½ Liter Reismilch in einen Krug füllen.
- In einer kleinen Schale 1 TL Kurkuma, 1 TL Ingwer, 1 TL Anis und 1 TL Vanille zusammen mit 2 EL Honig verrühren.
- Diese Masse und die Reismilch eine Stunde lang in den Kühlschrank stellen. Dann herausnehmen und miteinander verquirlen.
- In Gläser füllen und mit Basilikum-Blättchen garnieren.

KURKUMA UND MINZE:
TRINKEN UND INHALIEREN

- 1 EL Minze, 1 TL Kurkuma-Pulver und 2 TL geraspelten Ingwer in einen Topf geben und mit ½ Liter kochendem Wasser aufbrühen.
- Mit 2 EL Honig süßen.
- In eine Tasse füllen und die ätherischen Öle tief einatmen.
- Danach abkühlen lassen und mit Eiswürfeln servieren.